LA ROUGEOLE

A L'HOSPICE DES ENFANTS-ASSISTÉS

(CONTAGION ET PROPHYLAXIE)

LA ROUGEOLE

A L'HOSPICE DES ENFANTS-ASSISTÉS

(CONTAGION ET PROPHYLAXIE)

PAR

Le Dr Charles GANNELON

Ancien moniteur d'accouchements à la Clinique de la Faculté de médecine
Ancien externe des hôpitaux de Paris

PARIS

G. STEINHEIL, ÉDITEUR

2, RUE CASIMIR-DELAVIGNE, 2

1892

LA ROUGEOLE

A L'HOSPICE DES ENFANTS-ASSISTÉS

(CONTAGION ET PROPHYLAXIE)

PAR

Le Dr Charles GANNELON

Ancien moniteur d'accouchements à la Clinique de la Faculté de médecine
Ancien externe des hôpitaux de Paris

PARIS

G. STEINHEIL, ÉDITEUR

2, RUE CASIMIR-DELAVIGNE, 2

1892

LA ROUGEOLE

A L'HOSPICE DES ENFANTS-ASSISTÉS

(CONTAGION ET PROPHYLAXIE)

INTRODUCTION

L'hospice des Enfants-Assistés a longtemps conservé une sinistre réputation qui, malheureusement trop méritée, ne reposait ni sur une exagération, ni sur un préjugé populaire. Les petits nourrissons mouraient en foule, et les enfants un peu plus âgés succombaient en grand nombre à des maladies contractées à l'intérieur même de l'hospice.

En 1882, le Dr Marjolin traçait devant l'Académie de médecine un tableau saisissant de cette situation déplorable : « Les faits de conta-« gion, disait-il, trop souvent observés dans les salles des hôpitaux « d'enfants, sont encore plus fréquents au Dépôt des Enfants-Assis-« tés où sont journellement conduits des enfants très valides, par-« faitement portants, lesquels y contractent le germe des affections « contagieuses les plus graves qu'ils transportent ensuite dans leur « famille quand ils n'ont pas succombé à l'hospice. C'est ce qui fai-« sait dire dernièrement à notre honorable collègue M. Bergeron, « que l'hospice des Enfants-Assistés était une pépinière de maladies « contagieuses. »

Un maître justement célèbre, le professeur Parrot, médecin de l'hospice des Enfants-Assistés, répondant alors au Dr Marjolin

s'écriait : « Parmi les maladies contagieuses, celle qui fait le plus de
« ravages au milieu de nos enfants, c'est la rougeole ; c'est donc con-
« tre elle qu'il faut lutter tout d'abord ».

En effet, parmi les causes de l'effroyable mortalité qui sévissait
sur l'hospice des Enfants-Assistés, la rougeole, plus meurtrière que
la diphtérie elle-même, figurait au premier rang avec la syphilis
héréditaire et l'athrepsie. Cette gravité exceptionnelle de la rougeole
dans l'établissement de la rue Denfert-Rochereau, avait été signalée
déjà en 1842 par le Dr Dechaut, interne de l'hospice, qui, dans sa
thèse inaugurale avoue la pénible surprise qu'il éprouva lorsqu'il vit
successivement succomber plus du quart, du tiers et même plus de
la moitié de ses petits malades atteints de rougeole. De même, en
1873, Oyon, dans un travail inspiré par le professeur Parrot, avait été
amené à conclure que la rougeole des Enfants-Assistés était une rougeole spéciale, particulièrement maligne, absolument différente par
sa marche, par la gravité de son pronostic, par la fréquence et la
nature même de ses complications, de celle qu'on observait non seulement dans la clientèle civile mais même dans les autres hôpitaux
d'enfants. Cette maladie que sa bénignité habituelle fait désigner sous
le nom de « petite rougeole » exerçait donc des ravages effrayants
dans cet établissement hospitalier.

« Plus le mal est grand, disait Marjolin au cours de sa communi-
« cation, plus il est de notre devoir à tous, non seulement de le si-
« gnaler, mais encore de le combattre et avant tout de le prévenir ».

L'appel éloquent de Marjolin fut entendu : médecins et adminis-
trateurs, un instant découragés par des tentatives stériles contre
une maladie qui les tenait depuis si longtemps en échec rivalisèrent
de zèle et d'efforts pour obtenir les réformes les plus urgentes. Grâce
à la sollicitude du Conseil général de la Seine et de la municipalité
de Paris, les conditions sanitaires de l'hospice ont été notablement
améliorées et il est permis d'espérer pour un avenir très prochain la
création d'un service assurant d'une façon définitive la prophylaxie
rigoureuse de toutes les maladies contagieuses dans cet établissement philanthropique qui, trop souvent jusqu'ici, apportait la maladie
et la mort aux enfants dont il devait assurer la vie. La réalisation,
toute imparfaite qu'elle soit donc encore, de ces mesures réclamées
avec tant d'instance par le professeur Parrot et par les médecins
éminents qui lui ont succédé, MM. Blachez, Sevestre et Hutinel, a

rendu cependant moins inégale la lutte entreprise contre la contagion de la rougeole et surtout contre l'apparition des infections secondaires qui font toute la gravité de la rougeole nosocomiale.

C'est la relation de cette lutte pleine d'intérêt et d'un enseignement si démonstratif, ce sont les résultats obtenus dans ces dernières années par MM. Sevestre et Hutinel que nous nous proposons de présenter dans ce modeste travail. Nous n'aurions pas abordé sans hésiter ce sujet fort attrayant mais rendu difficile par la complexité des problèmes qu'il soulève si nous n'avions pas été fortement soutenu par les précieux conseils et les encouragements bienveillants de notre excellent maître, M. le Dr Hutinel. Avant d'exposer le plan de notre sujet nous avons donc l'agréable devoir d'offrir l'hommage de notre profonde gratitude au maître aimé près duquel nous avons trouvé un constant appui, et de lui exprimer combien nous avons été touché de l'affabilité et de la sympathie qu'il n'a cessé de nous témoigner pendant toute la durée de nos études médicales.

Nous prions M. le professeur Laboulbène de recevoir nos sincères remerciements pour l'honneur qu'il nous a fait en acceptant la présidence de notre thèse.

Que M. le professeur Tarnier, dont nous n'oublierons jamais les excellentes leçons de clinique obstétricale, et M. le Dr Marie envers qui nous avons contracté une dette toute spéciale de reconnaissance, acceptent ainsi que tous nos autres maîtres dans les hôpitaux, l'hommage de nos sentiments de gratitude, pour le savant enseignement que nous avons reçu d'eux et pour leur bienveillante sympathie.

Nous avons divisé notre travail en deux parties :

Dans la première, nous avons présenté d'après les travaux les plus autorisés, les notions les mieux acquises sur les conditions de propagation et de développement de la rougeole. Cet exposé nous a paru être le préliminaire obligé de notre étude sur les mesures à prendre contre la diffusion de la rougeole aux Enfants-Assistés, car la prophylaxie des maladies contagieuses repose toute entière sur la connaissance exacte des lois qui président à la transmission de chacune d'elles.

Dans la seconde partie, nous avons étudié la contagion et la prophylaxie de la rougeole à l'hospice des Enfants-Assistés.

Nous avons cru devoir consacrer un premier chapitre à la description de l'hospice, dont la population et l'organisation sont généralement peu connues.

Cette description nous a permis de montrer, dans un second chapitre, quelles sont les conditions spéciales dans lesquelles s'exerce la contagion morbilleuse, dans cet établissement hospitalier.

Dans un troisième chapitre, nous avons examiné les mesures prises dans cet hospice contre la contagion de la rougeole, et nous avons indiqué les mesures de prophylaxie qu'il conviendrait d'appliquer à cette population qui ne ressemble en rien à celle d'un hôpital d'enfants.

Enfin, nous avons présenté et discuté dans un quatrième et dernier chapitre les résultats acquis depuis quelques années sur la morbidité et sur la mortalité rubéoliques à l'hospice des Enfants-Assistés.

PREMIÈRE PARTIE

DE LA CONTAGION DE LA ROUGEOLE EN GÉNÉRAL

Nous n'avons nullement l'intention de présenter ici une étude complète sur la contagion de la rougeole. Il est actuellement admis sans conteste que toute rougeole naît d'un cas antérieur de la même affection et que cette maladie ne se développe jamais spontanément ou sous l'influence de causes banales. D'autre part la réceptivité extrême de tous les individus à l'égard de cette affection, l'immunité conférée généralement par une première atteinte et la rareté des récidives sont des faits acquis sur lesquels il est inutile de revenir. De même l'inoculabilité de cette affection n'est plus en cause. Comme l'a rappelé en 1889 M. le professeur Laboulbène devant la Société médicale des hôpitaux, les inoculations tentées avec succès par Home (1758). Speranza (1822), Monro et Looke, et par Michael de Katona (1843) ont démontré les propriétés contagieuses du sang et surtout des sécrétions nasales, bronchiques et oculaires dans la rougeole ; elles ont paru au contraire établir l'innocuité des squames épidermiques de la période de convalescence. Les résultats de l'expérimentation ont été confirmés en outre par la clinique, puisque, nous le verrons plus loin, la contagiosité de la rougeole apparait avec le catarrhe des voies lacrymales et naso-bronchiques pour cesser avec la période d'éruption, avant celle de desquamation. Nous insisterons moins encore sur les recherches bactériologiques relatives au contage morbilleux ; elles ont été jusqu'ici stériles et le bacille décrit récemment par Canon et Pielicke est déjà lui-même contesté comme agent spécifique, car on ne le trouve qu'à Berlin seulement et il n'existe pas dans le sang de nos petits morbilleux.

Au contraire, la période contagieuse de la rougeole, le mode de transmission de cette affection, la durée de l'incubation constituent au point de vue de la prophylaxie trois questions d'une importance majeure et nous avons consacré à l'examen de chacune d'elles un chapitre spécial. Cette partie de notre travail vise moins au mérite de l'originalité qu'à celui de l'exactitude et de la clarté. Nous nous sommes efforcé avant tout d'offrir d'après les travaux les plus autorisés un exposé fidèle des notions aujourd'hui acquises sur les conditions de propagation et de développement de la rougeole. Nous avons pu, il est vrai, recueillir à l'hospice des Enfants-Assistés quelques observations de contagion ; mais, comme le dit M. Sevestre, ces faits n'ont jamais dans le milieu hospitalier cet aspect de simplicité et de certitude qu'ils revêtent parfois dans la clientèle civile, et nous avons préféré ne rapporter que celles de nos observations qui se présentaient avec un caractère de précision absolue et offraient en même temps un intérêt particulier.

CHAPITRE PREMIER

De la période contagieuse de la rougeole.

La connaissance de l'époque à laquelle la rougeole commence à devenir contagieuse et du moment où elle cesse de l'être présente une importance pratique considérable. Elle permet d'appliquer en temps utile les mesures de prophylaxie et de ne pas prolonger sans nécessité l'isolement des petits convalescents ; nous allons voir que ces notions, quelque précises qu'elles soient aujourd'hui, sont de date assez récente.

Le premier travail sur la contagion de la rougeole est dû à Panum (de Copenhague). En 1846, cette maladie qui depuis 1781 avait complètement disparu des îles Féroë, y fut importée par un ouvrier venu de Copenhague et atteignit en quelques mois plus de 6,090 individus sur une population de 7,782 habitants. Délégué comme médecin par le gouvernement suédois, Panum, grâce à la facilité de l'observation dans ce groupe d'îles séparées par des courants dangereux et dont les villages n'ont entre eux que les rapports les plus restreints, put suivre en quelque sorte pas à pas la marche de la contagion et fournir bientôt après, dans une admirable relation de cette épidémie, une contribution remarquable à l'étude de la transmission de la rougeole.

En ce qui concerne la période de contagiosité, on avait cru jusqu'à Panum que la rougeole était seulement contagieuse au moment de la desquamation. Panum le premier a démontré que le pouvoir contagieux de cette affection existe dès le début de la période d'éruption :

« S'il est admis, dit-il, en principe que l'incubation est de 13 à
« 14 jours, si d'autre part des exemples imposants par leur nombre
« et leur authenticité prouvent qu'habituellement il s'est écoulé juste
« 13 ou 14 jours entre les premiers symptômes de l'éruption chez un

« malade et l'apparition de l'exanthème chez ceux auxquels il a
« communiqué la maladie, n'est-il pas évident que la contagion a eu
« lieu à la période d'efflorescence. On est au moins en droit de con-
« clure qu'elle n'est pas contagieuse tant qu'elle reste à l'état latent.
« L'est-elle à la période des prodromes ? Sans connaître de faits qui
« démontrent la possibilité de la transmission durant les simples
« accidents catarrhaux, je ne serai pas en mesure d'établir le con-
« traire.

« On croit assez généralement que la rougeole est surtout contagieuse
« pendant la desquamation. Sur quelle base repose cette croyance ?
« Je ne saurais le dire ; quant à moi, je n'ai pas vu un seul cas de
« nature à me convaincre que la contagion ait lieu pendant la desqua-
« mation. La transmission, en tenant pour constante la durée que j'ai
« assignée à l'incubation, s'est presque toujours, sinon toujours, faite
« à l'époque où les boutons se développent. Jamais dans les faits
« dont j'ai été témoin un individu n'a été atteint plus de 14 jours
« après que l'exanthème avait disparu chez les malades qui avaient
« pu l'infecter. »

La rougeole, pour l'anum, est donc « très contagieuse au début et
pendant la durée de l'exanthème ; il est douteux au contraire qu'elle
le soit dans les stades de catarrhe et de desquamation ».

Il appartenait à Mayr, en Allemagne, et à M. Girard (de Marseille)
de démontrer séparément que le pouvoir contagieux de la rougeole
se manifeste dès la période d'invasion. La priorité appartient à Mayr
qui, en 1860, publia la première observation de transmission de la
rougeole à la période prodromique, deux jours avant l'éruption. Voici
cette observation : « En septembre 1851, un enfant atteint de symp-
« tômes catarrhaux bien marqués mais sans présenter d'éruption,
« fut amené par ses parents dans un endroit éloigné de deux milles
« de Vienne. En ce lieu, aucun cas de rougeole ne s'était manifesté
« jusqu'à ce moment. Ils y restèrent un jour seulement pendant
« lequel l'enfant fut mis en contact avec un autre garçon, âgé de
« 4 ans, appartenant à un ami. Le second jour, après son retour à
« Vienne une éruption sortit chez le premier enfant et une quinzaine
« de jours plus tard, l'autre enfant, à deux milles de là, fut attaqué
« de la même maladie. »

Mayr se fondant sur cette observation, admettait que si des enfants
affectés de rougeole se trouvent réunis à d'autres enfants pendant le

stade prodromique, avant que l'éruption soit sortie, ils communiquent la maladie à leurs compagnons, même lorsqu'on les a éloignés dès la première apparition de l'exanthème.

Cette observation n'eut qu'un faible retentissement, même en Allemagne, et la question ne fut reprise à nouveau qu'en 1865 par M. Girard qui ne paraît pas avoir eu connaissance du fait publié par Mayr. En août 1865, M. Girard adresse une lettre à la Société médicale des hôpitaux dans laquelle il pose nettement la question : « à quel moment, dans une fièvre éruptive, la maladie est-elle contagieuse ? » Dans cette lettre, M. Girard soutenait les propositions suivantes :

1° La transmission des fièvres éruptives se fait dès le premier jour, alors qu'apparaît la fièvre d'invasion.

2° Passé la période d'invasion, la contagion n'a plus lieu, d'où l'inutilité des quarantaines si longues imposées aux convalescents.

M. Girard en niant la contagiosité au stade éruptif avait été trop loin ; cette contagiosité est démontrée par les faits de contagion qui se produisent dans les salles d'hôpital jusque-là indemnes à la suite de l'arrivée d'un enfant entré en plein stade éruptif. Aussi ces propositions suscitèrent à la Société médicale des hôpitaux une opposition générale. Blache, qui avait donné lecture de cette lettre, s'éleva surtout contre cette assertion que passé les premières heures, il n'y avait plus de précautions à prendre. Cependant H. Roger affirma que les fièvres éruptives « peuvent » être contagieuses dès le premier jour de la période fébrile, avant l'éruption, et il apporta comme preuve un fait qu'il venait d'observer dans sa clientèle. Il s'agissait d'une petite fille qui présentant les prodromes de la rougeole contagionna, la veille de l'éruption et dans l'espace de quelques heures seulement, trois petits cousin et cousines dont elle recevait la visite.

Cette observation venait donc confirmer pour la rougeole l'exemple unique cité par M. Girard : « Je fus appelé, dit M. Girard, il y a deux ans, dans un pensionnat pour voir un enfant de 10 ans. Le maître de pension me raconta que depuis le matin cet enfant avait une très forte toux, qu'il avait passé la matinée avec ses camarades et qu'il venait d'être mis au lit. Le dortoir de la pension était au deuxième étage et la chambre dans laquelle cet enfant était couché était au quatrième. Je trouvai cet enfant avec une fièvre assez vive, une toux très forte et bruyante, les yeux brillants, en un mot, avec les prodromes de la rougeole mais sans éruption. Le lendemain l'éruption était faite; le maître de pension, craignant l'invasion de la maladie dans sa maison, établit la plus rigoureuse quarantaine autour de ce petit malade; treize jours après cependant neuf enfants furent atteints en même temps de la même maladie ».

D'un avis presque unanime, la Société avait repoussé les conclusions de M. Girard. Cependant, en 1869, celui-ci fit une nouvelle communication à la Société médicale des hôpitaux, dans laquelle il établit d'une façon positive que la rougeole était contagieuse avant l'éruption; moins absolu toutefois dans ses affirmations, il semble admettre la transmissibilité de la rougeole arrivée à la période d'éruption.

Une épidémie qui régna à Marseille du mois de février au mois de juin lui fournit la matière de cette nouvelle communication : « Je pus, dit-il, dans cette épidémie réunir 108 cas, tous observés avec soin et en recherchant la filiation de chaque fait. Tous mes malades ont eu un contact plus ou moins prolongé avec un malade atteint de rougeole ou l'ayant eue le lendemain du contact. La rougeole peut donc se transmettre au début et même pendant l'invasion. Sans nier la transmission à une époque plus avancée, elle doit être rare et ne peut être admise que quand on a suivi avec soin la filiation des faits et acquis la conviction qu'il n'y a pas eu d'autre contact ».

En 1872, Dumas (de Cette), élève de Girard, publie un mémoire sur le même sujet. Dans ce travail Dumas expose qu'après avoir été une année entière sans voir à Cette un seul cas de rougeole, il a pu surprendre le début d'une épidémie dont le germe était venu du dehors et suivre l'évolution et la propagation presque heure par heure de cette épidémie qui s'est limitée à quatre familles. Sur les 12 enfants atteints par la maladie et qui tous n'ont eu qu'un contact de quelques heures avec des rubéoleux, 10 n'ont eu de contact qu'avec des rubéoleux encore à la période prodromique, parfois presque au début de cette période, alors que l'enfant atteint paraissait si peu malade qu'il pouvait sortir et se livrer à ses jeux accoutumés; les deux autres enfants ont été en contact avec des rubéoleux au premier jour de l'éruption.

« S'il est évident pour moi, ajoute M. Dumas, que la transmission a lieu dès la fièvre d'invasion, je ne me crois pas autorisé par ces mêmes faits à nier qu'elle ne puisse se produire plus tard. »

M. Dumas atténue donc les opinions de Girard et croit devoir admettre les conclusions suivantes :

1° La transmission de la rougeole peut se faire dès la première heure de la période d'invasion, alors que l'enfant peut encore sortir et se livrer à ses jeux ; ce qui rend inutile l'isolement consécutif des enfants si déjà les rapports ont eu lieu.

2° Il reste à démontrer que la contagion peut se produire pendant les autres périodes et que, même dans ce cas, elle n'est pas due à la persistance des semina morbifiques existant dès l'invasion dans le milieu habité par le malade.

La Société médicale des hôpitaux avait accueilli avec beaucoup de réserve les communications de Girard. Cependant en 1873, M. Lancereaux reprit la question et dans une « Note sur la contagion de la rougeole pendant le cours de la période d'invasion » il soumit à la Société deux faits nouveaux qu'il venait d'observer.

Dans la première observation, il s'agit d'un petit morbilleux qui contagionna deux petits amis avec lesquels il avait dîné et passé la soirée le 23 décembre 1872. Le lendemain il présentait une éruption rubéolique, et chez les deux petits contagionnés la même éruption apparaissait le 4 janvier pour l'un et le 6 janvier pour le second.

Le second fait peut se résumer ainsi : Le jeune F.... âgé de huit ans, est pris de malaise et de coryza léger le 8 février 1873 ; le 9 il passe la soirée chez un oncle père de 4 enfants et le 10 il est atteint d'une éruption rubéolique. Le 22 et le 25 février deux des petites cousines avec lesquelles il avait passé la soirée du 9 février offraient successivement le début d'une éruption caractéristique.

« En résumé, dit M. Lancereaux, voilà deux enfants qui la veille d'une éruption rubéolique transmettent, de la façon la plus positive et avant qu'elle se soit montrée à la peau, la maladie dont ils sont atteints à d'autres enfants avec lesquels ils sont en rapport pendant quelques heures. » Notre excellent maître apportait en outre une donnée nouvelle, qui semble avoir passé inaperçue, celle de la non-contagiosité de la rougeole avant l'invasion. « Je ferai remarquer, dit-il dans la seconde observation, que le 6 février, c'est-à-dire 4 jours avant son éruption, l'enfant F... avait eu l'occasion de s'amuser avec de petits camarades et que ces enfants continuèrent à se bien porter. »

Cette communication ne souleva aucune objection et dans la même séance M. Vidal confirmait par une observation prise dans sa clientèle les faits apportés par Lancereaux.

En 1876, Dumas donna, dans un mémoire présenté à la Société médico-pratique, 15 observations nouvelles dans lesquelles 11 fois le contact a eu lieu pendant l'invasion, la veille de l'éruption ou les jours précédents.

Il maintient entières les conclusions de son premier travail et répète « que la rougeole est éminemment contagieuse à sa période d'invasion, alors que l'enfant ne paraissant pas incommodé peut sortir et se livrer à ses jeux ». « L'agent contagieux, ajoute-t-il, a probablement sa source à la surface des muqueuses palpébrale, nasale et bronchique qui sont atteintes dès le début d'un catarrhe sui generis. Enfin, il ne me paraît pas démontré qu'elle soit contagieuse à toutes ses périodes. Je crois que sa puissance de transmission décroît d'un stade à l'autre pour cesser à celui de la desquamation. »

La même année, dans une communication qu'il lit à la Société des Sciences naturelles et médicales de Dresde sur « le mode de propagation de la rougeole et de la scarlatine », R. Fœrster émet une opinion analogue : « Lorsque dans une famille un enfant est contaminé, il est rare que les autres enfants sains en contact avec lui ne soient pas infectés le premier ou le second jour de la période prodromique. La contagion date rarement de la période d'éruption ou d'une période postérieure. En effet, en mettant les convalescents de rougeole en contact avec des enfants qui n'avaient pas encore eu la maladie, ces derniers ne furent jamais atteints, tandis que les enfants affectés d'un catarrhe reconnu ensuite pour être un phénomène prodromique de la rougeole ont toujours communiqué la maladie aux enfants non encore infectés de leur entourage. En somme, dans le cas de rougeole, le contage se développe pendant la période prodromique, alors que le malade n'est pas encore forcé de garder le lit ».

En 1882, le Dr Béclère, dans une thèse remarquable où il rapporte cinquante-deux observations personnelles de rougeoles contractées à l'hôpital des Enfants-Malades, a étudié avec beaucoup de soin la contagion de la rougeole : « Quand un enfant de nos salles, dit-il, a présenté une éruption rubéolique quelques jours après avoir été en contact avec un morbilleux, nous avons toujours noté que ce morbilleux était à la période d'invasion ou à celle d'éruption, et dans ce dernier cas que l'éruption était en pleine efflorescence ». Donc, d'après Béclère, la rougeole est contagieuse dès le début de la période d'invasion et pendant la période d'éruption ; elle ne semble pas être contagieuse au delà de ce temps et la durée de la période de contagion paraît ne pas excéder 8 à 10 jours. »

La même année, M. Cadet de Gassicourt publiait dans son livre un cas très probant de contagion pendant la période prodromique. « Un jeune garçon était ramené de sa pension dans sa famille à Paris avec les prodromes de la rougeole. A son arrivée, il voyait sa sœur plus jeune que lui, qui habitait près de ses parents loin de toute influence morbilleuse. J'étais mandé, et à peine arrivé je faisais partir la petite fille pour Meudon. Le lendemain soir, c'est-à-dire 24 heures après ce départ, l'éruption morbilleuse apparaissait chez le petit garçon. Le contact entre les deux enfants n'avait donc eu lieu que pendant les prodromes. Huit jours après, la petite fille commençait à avoir du coryza et du larmoiement. Au bout de trois jours l'éruption se montrait à la face. »

Le Dr Geschwind qui, à l'occasion d'une épidémie observée à Nevers en 1885, a étudié avec beaucoup de soin l'incubation et la transmission de la rougeole, rapporte l'observation suivante : « L'ordonnance du capitaine P.... se trouve indisposé le 28 mars 1885 ; le 29, il reste à la caserne, ne ⋅ ⋅ ⋅ urne plus chez son officier ; le 31, apparaît une éruption morbilleuse et G... est isolé à l'hôpital. Le capitaine P... a trois enfants, lesquels n'avaient pas de relations avec d'autres enfants ni avec des personnes ayant pu se trouver avec des rougeoleux. Nous crûmes cependant devoir prévenir les parents que le court séjour de l'ordonnance chez eux, avant l'éruption, pouvait suffire pour la transmission de la maladie, et effectivement, le 8 avril, 10 jours après que l'ordonnance avait définitivement quitté la maison, un premier enfant eût les prodromes, et le 10 l'éruption d'une rougeole bénigne ; le second enfant eût les prodromes catarrhaux le 10 et l'éruption le 12. Enfin le dernier présenta de la fièvre et un peu d'angine le 17 et l'éruption le 21. Il est évident que ce dernier enfant avait acquis sa rougeole de l'un des deux autres et non de l'ordonnance. »

M. d'Heilly, en 1887, a publié les faits suivants observés par lui : « En 1878, durant le carnaval, 24 enfants sur 32 qui avaient assisté à une matinée enfantine furent pris de rougeole au bout de 10 à 12 jours. Une enquête établit que, le surlendemain de la réunion, un des petits assistants déjà mal en train le jour de la fête et affecté d'une toux légère avait eu la rougeole. Cet enfant avait donc dès le début de la période d'invasion contagionné les 3/4 de ses compagnons. Douze jours après, l'un de ceux-ci parti aux Tuileries bien que mal à l'aise contamina trois enfants d'une famille amie, deux jours avant l'éruption. Il avait donc transmis sa rougeole sans l'avoir ostensiblement ».

D'autre part Chedevergne ayant observé à Poitiers en 1886-1887 une épidémie de rougeole qui fut ensuite accompagnée de suette, conclut de tous les faits de rougeole simple qu'il a pu étudier que « la contagion paraît s'effectuer à partir du premier jour de l'affection, et avec plus de certitude, le deuxième et les suivants ».

Le Dr Giron a publié en 1887 le résultat de ses recherches sur une série de 250 cas de rougeole.

Dans presque tous les cas il a pu remonter à l'origine du mal et dans ces cas il a toujours trouvé comme conditions étiologiques un contact plus ou moins prolongé avec un enfant atteint de catarrhe oculo-naso-pharyngien de la période d'invasion. Il fait en outre cette remarque très juste que, dans les familles où les enfants ne sont pas isolés, lorsque ceux-ci sont atteints successivement « les éruptions se suivent toujours à neuf ou dix jours d'intervalle, et non avec un intervalle variable comme cela devrait se produire si les 3e, 4e et 5e cas étaient engendrés par une période quelconque des cas précédents ».

Bard (de Lyon), dans un travail de grande valeur, a relaté une épidémie de rougeole qu'il a observée à l'hôpital St-Pothin dans un dépôt d'enfants rappelant celui des Enfants-Assistés de Paris et recevant tous les enfants sains dont les parents sont à l'hôpital. Cette épidémie comprenait 48 cas dont 43 contractés à l'hôpital.

Il résulte de la relation de Bard que « sauf un enfant qui a été contagionné par un morbilleux arrivé en pleine éruption dans le service, tous les enfants atteints ont été contagionnés pendant la période prééruptive. En outre, entre enfant restés en contact pendant toute la période prééruptive (14 observations) la contagion a paru se faire, en défalquant le nombre de jours de l'incubation normale de la date d'éruption, le second jour avant l'éruption ; dans ces cas les éruptions du contagionnant et du contagionné se succèdent à onze jours d'intervalle ».

Les observations de M. Bard s'accordent bien avec celles que nous avons recueillies à l'hospice des Enfants-Assistés où la contagion se fait toujours, sauf de très rares exceptions, à la période d'invasion. En voici une observation parmi plusieurs : Charles Bur... entre à l'hospice le 14 août 1891, et contracte bientôt la rougeole. Du 4 au 6 septembre, alors qu'il n'existe aucun autre enfant suspect ou convalescent de rougeole dans le service, cet enfant atteint de catarrhe oculo nasal se trouve placé dans la même salle que deux autres enfants Albert X.... et Marie A.... mais le 6 septembre au matin il présente une éruption de rougeole et est envoyé immédiatement au pavillon d'isolement. Des deux enfants qui s'étaient trouvés en contact avec B... du 4 au 6 septembre, c'est-à-dire les deux jours précédant l'éruption de celui-ci, le premier, Albert X.... âgé de 2 ans 1/2, présente une éruption de rougeole le 18 septembre (14 jours pleins après le début du contact suspect) et le second Marie A... âgée de 18 mois, présente la même éruption le lendemain 19 septembre (incubation, 15 jours).

Tous les auteurs s'accordent donc à reconnaître que la contagiosité de la rougeole se manifeste surtout à la période prodromique. Mais nous devons résoudre cette question : à quel moment commence le pouvoir contagieux de la période d'invasion ?

Dans la seconde des observations de notre maître M. Lancereaux, nous trouvons à cet égard une précieuse indication. En effet, l'enfant dont il s'agit, le jeune F..., est pris de malaise et de coryza le 8 février ; le 9 il contagionne deux petites cousines et fait son éruption le 10 ; mais, ainsi que le fait remarquer M. Lancereaux, le 6 février, c'est-à-dire 4 jours avant l'éruption, l'enfant F.... avait eu l'occasion de s'amuser avec d'autres petits camarades qui continuèrent à se bien porter.

Ce premier fait semble indiquer que la rougeole n'est pas contagieuse pendant la période latente ou d'incubation, avant le début de l'invasion.

L'observation suivante due à M. Sevestre vient confirmer la remarque de M. Lancereaux et prouve que si la rougeole est contagieuse dès l'apparition des premiers symptômes, elle ne l'est pas avant : « Un petit garçon en incubation de rougeole assiste le mardi 25 décembre 1888 à une petite réunion d'enfants où il se fait remarquer par son entrain ; le soir même, il est pris de malaise, se plaint de mal à la tête et de lassitude ; il refuse de manger et demande à se coucher. Le lendemain mercredi, il assiste cependant à une autre matinée d'enfants. Le samedi 28 décembre, M. Sevestre est mandé près de cet enfant et constate chez lui le début d'une éruption de rougeole. Or, parmi les enfants qui avaient assisté à la seconde réunion (celle du mercredi) plusieurs furent après la durée habituelle de l'incubation pris de rougeole, et au contraire, sur ceux de la série du mardi il n'y eût aucun cas, à l'exception de la sœur du petit malade, qui couchait dans la même chambre que lui et dut être contagionnée dans la nuit du mardi au mercredi.

De cette observation prise avec une grande précision par M. Sevestre, il résulte que la contagiosité de la rougeole s'est manifestée trois jours pleins avant l'éruption, mais qu'elle a fait défaut avant les premiers symptômes prodromiques.

Pour M. Grancher « la contagion se fait à la première heure de l'invasion de la maladie, souvent avant tout symptôme apparent, avant même l'élévation thermique, qui d'ordinaire, marque le début de cette période d'invasion, de sorte que le mal est déjà fait quand le diagnostic est possible... La démonstration du fait ressort de la confrontation des dates d'entrée dans la salle d'une rougeole méconnue et d'apparition de l'éruption rubéolique à 14 ou 15 jours de là chez un, deux, trois enfants. Les 14 ou 15 jours sont le temps nécessaire à l'incubation et à l'invasion de la maladie ».

Enfin Bard, au dépôt de l'hôpital St-Pothin, a pu noter « un cas de contagion avec un seul contact par un enfant contagionnant trois jours avant l'éruption. »

D'après lui, et nous partageons sa manière de voir « la contagion est possible trois jours, peut-être même quatre jours avant l'éruption, mais jamais plus tôt ».

A quel moment cesse le pouvoir contagieux de la rougeole ? Telle est la question qui se pose à nous en dernier lieu.

La variole et la scarlatine sont contagieuses l'une au moment de la desquamation, l'autre au moment de la dessiccation de l'éruption pustuleuse ; longtemps on a cru que leur transmission se faisait exclusivement à cette période et qu'il en était de même pour la rougeole. On avait eu le tort de trop généraliser et d'étendre à la rougeole ce qui caractérisait la variole et la scarlatine. Déjà Panum avait mis en doute la contagion à la période de desquamation et avait déclaré n'avoir pas vu un seul cas de nature à le convaincre que la contagion puisse avoir lieu à cette période. Girard avait nié la contagion non seulement à la période de convalescence mais même pendant le stade éruptif. Foerster (de Dresde) a donné le premier un chiffre précis. « Le danger de la transmission, suivant Foerster, se produit pendant le stade prodromique; aux périodes ultérieures la contagion est beaucoup plus rare. L'auteur n'a constaté qu'un seul exemple de contagion au cinquième jour de l'éruption et n'en a jamais rencontré de plus tardif. »

Ce chiffre s'accorde assez bien avec les observations de Béclère : « Nous avons vu souvent entrer dans la salle des enfants atteints de rougeole amenés pour une complication (diarrhée, broncho-pneumonie ou croup) chez qui l'éruption avait disparu depuis peu de temps et chez qui se voyait encore très nettement les macules caractéristiques qu'elle laisse à sa suite ; jamais nous n'avons vu l'entrée de ces enfants être suivie du développement de cas de rougeole dans la salle. »

En outre, sur 72 observations, Béclère n'a pu apporter aucun exemple de contagion par un convalescent ; pour lui, « la rougeole ne semble pas être contagieuse au delà de la période d'éruption et la durée de la période de contagion ne doit pas excéder 8 à 10 jours ».

De même M. Sevestre n'a jamais observé de contagion pendant la convalescence ; il croit qu'un enfant qui se lève et est en état de sortir n'est plus contagieux. A l'hospice des Enfants-Assistés, il a souvent renvoyé du service de la rougeole les convalescents sept ou huit jours après le début de l'éruption. et n'a jamais vu qu'ils aient transmis la rougeole à ce moment. Il faut cependant ajouter qu'il avait soin de leur faire donner avant leur renvoi un bain de sublimé et de leur faire donner des vêtements neufs ou passés à l'étuve.

Bard est arrivé aux mêmes conclusions « dans notre épidémie, dit-il. nous n'avons observé aucun cas de contagion par ces convalescents qui rentraient, sans désinfection préalable aucune, après le 14ᵉ jour de l'éruption au minimum ».

Cependant M. Darolles (de Provins) a publié trois faits, sans doute exceptionnels. de contagion par un morbilleux arrivé à la période de convalescence :

« 1º Un enfant de Vilaines vient à Provins, rend visite à un convalescent de rougeole et rentre à Vilaines. Quinze jours plus tard, il a la rougeole et contagionne les autres enfants du village.

« 2º Un enfant de Sourdan se rend à Thivaise où il est en rapport avec un rubéoleux au 7e jour de l'éruption. Quatorze jours après, il est pris des premiers symptômes de la maladie. Ce cas est l'origine d'une épidémie dans ce village.

« 3° M. Darolles soigne à l'Hôtel-Dieu de Provins un commis-voyageur de 27 ans. Malgré les efforts de M. Darolles, ce rubéoleux quitte l'hôpital au 10e jour de l'éruption. Dès le lendemain, il reprend sa profession et visite les boutiques d'épicerie de Villers-St-Georges et de Courzivaize, communes où il n'existait alors aucun cas de rougeole. Quinze jours après, jour pour jour, les enfants des six commerçants avec lesquels il a eu des rapports présentent les premiers symptômes de la rougeole.

M. Darolles remarque que la rougeole contractée auprès d'un malade en desquamation présente une période d'incubation plus longue, ce qui semblerait indiquer une moindre vitalité du germe morbilique. C'est le contraire dans le cas où la transmission s'opère durant l'éruption ou bien pendant l'incubation. »

G. Guinon a observé également dans le service de M. Grancher un cas de contagion par une enfant atteinte de bronchite morbilleuse persistante et qui était arrivée à l'hôpital au neuvième jour après le début de l'éruption. « Bien que la plupart des complications paraissent tenir à des infections secondaires, il semble donc que le pouvoir contagieux persiste plus longtemps chez les enfants qui ont eu une complication. »

Le fait suivant observé par M. Hutinel et par nous montre également que les cas compliqués conservent leur contagiosité plus longtemps que les cas simples. Un jeune enfant, Julien M... prend la rougeole à Thiais, d'où il est ramené le 18 octobre, avec une éruption au début. Après un séjour de onze jours au pavillon de la rougeole, cet enfant, qui est atteint d'une broncho-pneumonie tuberculeuse est renvoyé le 29 octobre dans la salle de médecine spécialement affectée par M. Hutinel aux broncho-pneumonies. Il est placé dans cette salle au lit n° 29, mais près de lui dans le lit n° 28 se trouve une enfant, Marthe L... qui, reçue à l'hospice depuis le 6 octobre, est entrée en médecine depuis quelques jours. Cette enfant fut contagionnée par le premier ; elle fut prise des premiers signes de rougeole le 10 novembre et l'éruption caractéristique se montra le 14 novembre au matin après une incubation maxima de 15 jours. La rougeole fut d'ailleurs bénigne et l'enfant guérit parfaitement.

En l'absence d'autres cas de rougeole dans les salles de médecine et au pavillon même de la rougeole, il ne peut faire aucun doute qu'il n'y ait eu contagion onze jours pleins après l'éruption par un convalescent atteint de rougeole compliquée.

Des faits qui précèdent, découlent les conclusions suivantes :

1° La rougeole n'est pas contagieuse pendant la période d'incubation vraie.

2° La contagiosité de la rougeole commence à se manifester dès le début de la période d'invasion, à l'apparition du premier malaise (Lanceraux, Sevestre).

3° Elle s'éteint en général 5 à 6 jours après l'éruption (Fœrster) ; mais dans les cas compliqués elle paraît persister plus longtemps et peut se montrer au 9° et même au 11e jour qui suit l'éruption (Guinon, Hutinel).

4° C'est pendant l'invasion et particulièrement pendant les deux premiers jours qui précèdent l'éruption (Bard) que le pouvoir contagieux atteint son maximum d'intensité.

CHAPITRE II

Du mode de transmission de la rougeole.

Comment le germe morbilleux passe-t-il de l'individu malade à l'individu sain ? Tel est le problème que nous allons étudier maintenant. Sa solution intéresse, elle aussi, au plus haut degré la prophylaxie de la rougeole. En effet, seule la notion précise du mécanisme de la transmission nous indiquera quelles sont les mesures strictement applicables contre la contagion de la rougeole.

D'après les théories admises sur le mode de transmission des maladies contagieuses, l'agent pathogène peut être transporté, soit directement par contact réel entre le contagionnant et le contagionné, soit indirectement par un intermédiaire animé ou inanimé, par des objets ou des personnes restées elles-mêmes indemnes de la maladie. De plus, certains auteurs (Sevestre) qui admettent la souillure de l'atmosphère qui entoure le morbilleux par l'air expiré, regardent la contagion par l'air ambiant comme un mode direct de transmission; au contraire, M. Grancher, qui soutient que cette souillure résulte de la dissémination dans l'air des sécrétions contagieuses desséchées et pulvérulentes, ne voit dans la contagion par la voie atmosphérique, d'ailleurs rare selon lui, qu'un fait de contagion indirecte.

Nous examinerons donc successivement les différents modes de transmission en interposant, entre l'étude de la contagion directe par contact et de la contagion indirecte, celle de la transmission par l'air.

I. — DE LA CONTAGION DIRECTE

Il est hors de contestation qu'on peut prendre la rougeole par un contact réel, effectif avec un morbilleux. « On ne compte plus les faits, tant ils sont nombreux, dit le professeur Grancher, où le contact direct de deux enfants qui viennent de jouer ensemble, a été l'agent de la contagion ». Il suffit, en effet, d'un contact direct, même rapide et qui passe le plus souvent inaperçu, pour que le germe véhiculé par les sécrétions catarrhales passe sans aucun intermédiaire aux personnes qui approchent le malade.

Si tous les auteurs admettent le fait même de la contagion par contact direct, on est loin de s'accorder sur sa fréquence relativement aux autres moyens de contagion.

Panum, qui suivit pour ainsi dire pas à pas la propagation de l'épidémie des îles Féroë, regarde comme prédominante la contagion directe d'homme à homme, car aucun cas ne se manifesta sans que l'individu atteint eût été en contact avec un malade.

Girard affirme que le contact seul peut faire naître la maladie ; sur 108 cas qu'il a observés avec un soin extrême et en recherchant la filiation de chaque cas, aucun n'a fait exception : « tous ses malades ont eu un contact plus ou moins prolongé avec un malade atteint de rougeole ou l'ayant eue le lendemain du contact ». Voici un fait cité par Girard : « Une jeune fille de 11 ans a la rougeole. La mère est parfaitement sûre qu'il n'y a eu aucune relation, aucun contact depuis quelque temps avec une personne atteinte de rougeole. Cependant, après une enquête minutieuse, on finit par apprendre que 13 jours avant de tomber malade la jeune fille avait joué du piano avec une personne qui, dans le moment même, offrait les premiers signes de la rougeole ».

Enfin, il ressort de toutes les observations de Bard (de Lyon) le fait suivant : « c'est que la contagion directe se retrouve à l'origine de tous les cas, sans aucune exception, et cela bien que la salle d'isolement fût située à proximité du dépôt (à l'étage au-dessus), assez mal isolée, et placée sous la direction de la même sœur ».

Les auteurs que nous venons de citer admettent la contagion directe comme le mode le plus habituel de la contagion morbilleuse, mais il faut remarquer qu'ils observent surtout dans la clientèle civile, ou, comme Bard, dans les écoles ou dans les agglomérations d'enfants sains, où les contacts sont multiples. Au contraire, pour les observateurs qui étudient la contagion à l'hôpital où la plupart des enfants ne quittent jamais leur lit et ne peuvent toucher les petits morbilleux qui les entourent, la contagion médiate serait plus fréquente. Ainsi Béclère semble accorder la prédominance au mode indirect : « Dans tous les cas, dit-il, l'éruption est apparue chez les enfants, après qu'ils ont eu un contact plus ou moins prolongé, le plus souvent médiat, avec un enfant atteint de rougeole à la période d'invasion ou d'éruption ». MM. Sevestre et Grancher mettent également le mode direct au second plan, pour donner la plus grande importance soit à la transmission par l'air (Sevestre), soit à la contagion par les objets et les personnes (Grancher).

La remarque que nous avons faite plus haut, permet, il nous semble, de concilier les deux opinions, en ce qui concerne la fréquence de la transmission par contact direct. Nous croyons que dans une salle d'hôpital, où les enfants sont maintenus constamment au lit et où la contagion se montre souvent entre deux lits très éloignés l'un de l'autre, la contagion directe est l'exception. Inversement, en raison de la multiplicité, de la variété extrême des contacts directs entre enfants sains qui séjournent ensemble dans un même milieu, la contagion directe est certainement la règle dans toute agglomération d'enfants valides.

II. — DE LA CONTAGION PAR L'AIR

Le mode de transmission par l'air chargé de l'agent contagieux était regardé autrefois comme la source principale de la propagation de la rougeole. C'était, croyait-on, la seule hypothèse qui puisse rendre un compte exact de l'extension rapide des épidémies. Aussi le voisinage d'un hôpital d'isolement était-il considéré comme dangereux. Aujourd'hui tous les hygiénistes s'accordent à reconnaître que la contagion, à grande distance, ne peut s'effectuer par la voie atmosphérique.

En ce qui touche la rougeole, Rosen de Rosenstein nie la contagion par l'air : « elle a, dit-il, son virus particulier, et qui certainement n'est pas dans l'air, mais se communique, soit par les hommes, soit par les choses, et toujours en supposant un contact. Ainsi l'on peut se garantir de la contagion de cette maladie, si l'on prend les précautions requises ».

Panum conteste également l'existence du contage aérien : « Sur 6,000 cas que j'ai vus et dont j'ai traité plus de 1,000, il n'en est pas un qui autorise à admettre l'existence de miasme morbilleux. Partout la maladie se propageait d'homme à homme, de village à village, la contagion médiate ou immédiate était évidente ».... « Quelle que soit la valeur des simples précautions prophylactiques, il est pour moi hors de doute que l'isolement est le plus sûr moyen d'arrêter le développement du mal. Ainsi on a réussi à préserver des maisons en interrompant toute communication, diverses localités furent préservées par un cordon sanitaire rigoureux..... »

Voici un fait emprunté au rapport sur les épidémies en 1879 qui confirme les observations de Panum. Le Dr Lancereaux, dans ce rapport, parle d'une épidémie de rougeole qui sévit à Angers et débuta à la fin de septembre 1878. Cette épidémie qui atteignit 2,610 personnes dont 2.200 enfants de six mois à 13 ans, fournit la preuve de la non-contagion de la rougeole par l'atmosphère. « En effet, certains internats, placés au milieu du foyer épidémique, furent préservés, les uns jusqu'aux fêtes de Noël et les autres, qui n'eurent pas de sortie à cette époque, jusqu'aux vacances du mois de janvier. Bien plus, un pensionnat et un pénitencier, qui contenaient 350 jeunes filles de tout âge, toutes cloîtrées, ne connurent pas cette épidémie, malgré leur situation dans le quartier primitivement atteint. »

Béclère qui admet cependant la diffusibilité du germe rubéolique dans l'air qui entoure le malade, n'a jamais constaté de contagion au loin. « Certains enfants, dit Béclère, ont passé plusieurs mois à l'hôpital dans des salles où il n'y avait pas de morbilleux et sont restés indemnes de toute contagion ; ils n'ont présenté d'éruption rubéolique qu'après leur entrée dans une salle où étaient des morbilleux. » De même il n'observe pas de contagion entre les salles voisines l'une de l'autre : « Notre service se compose de trois salles distinctes, et l'une des deux petites (salle St-Jean *bis*) étant séparée des deux autres par un large palier d'escalier et deux doubles portes, malgré l'absence de toutes précautions, les enfants de la salle St-Jean *bis* sont restés indemnes de toute contagion, alors qu'il existait des cas nombreux de rougeole dans la grande salle ; ils n'ont présenté d'éruption rubéolique que quelques jours après l'entrée dans la petite salle qu'ils occupaient d'un enfant atteint de rougeole ».

M. Sevestre repousse complètement cette opinion d'après laquelle la contagion de la rougeole pourrait se faire par l'air à grande distance. A l'hospice des Enfants-Assistés il n'a jamais vu apparaître la rougeole dans une salle sans qu'elle y eût été apportée.

M. Variot, suppléant M. Hutinel à l'hospice des Enfants-Assistés, a observé également que la contagion ne se fait pas d'un bâtiment à l'autre. Dans une épidémie qui débuta en février 1890 et ne put être entravée à cause de retards apportés à la construction du lazaret, un certain nombre de cas se produisirent dans les bâtiments occupés par les petites filles du dépôt ; mais le bâtiment voisin qui loge les garçons fut entièrement respecté par la maladie. « C'est là, dit M. Variot, une preuve palpable de la non diffusibilité des germes rubéoleux. »

Louis a constaté de même dans une épidémie qui, en 1889, atteignit le 5e régiment de chasseurs à Rambouillet, que « la maladie ne fait pas de saut d'un bâtiment à l'autre, toujours on est allé la chercher à domicile ». Enfin, l'immunité presque absolue dont jouissent, à l'hôpital des Enfants-Malades, les enfants de la salle des teigneux, salle située au-dessous de celle de la rougeole et desservie par un escalier commun aux deux services, est encore une excellente preuve de la non diffusibilité au loin du contage morbilleux.

Mais, si la transmission de la rougeole ne se fait pas à grande distance par la voie atmosphérique, cette transmission par l'air ne peut-elle s'effectuer dans un cercle plus restreint, autour du malade, par exemple de lit à lit, à une distance de quelques mètres seulement ?

La plupart des auteurs l'admettaient encore jusqu'en ces dernières années.

Béclère, après avoir reconnu que la simple séparation de deux salles voisines par un palier suffit pour empêcher la propagation de la rougeole, croit cependant que « le contage de la rougeole est diffusible dans l'atmosphère mais que sa diffusion est très limitée et ne s'étend pas au delà de quelques mètres ». Il appuie son opinion sur ce fait, observé par lui que : « certains enfants ont résisté un certain temps à la contagion, alors que des morbilleux étaient couchés dans la même salle, à quelques mètres de leur lit, et n'ont présenté d'éruption rubéolique que quelques jours après l'arrivée d'un morbilleux dans le lit le plus proche du leur ».

M. Sevestre a défendu, successivement devant la Société médicale des hôpitaux en 1889, et devant la Société de médecine publique en 1890, la théorie admise par Béclère, contre M. Grancher qui conteste l'importance attribuée au mode de contagion par l'air atmosphérique même dans une zone très limitée, et la considère comme relativement rare.

Dans ces deux discussions, M. Sevestre se fonde sur la contagiosité précoce de la rougeole à une période où il n'existe que des signes de catarrhe pour supposer que le germe rubéolique existerait à cette période dans les bronches et qu'il serait expulsé avec l'air expiré spécialement dans les secousses de toux.

« Cet air, dit-il, chargé de microbes, se mélange avec l'air ambiant, le vicie dans un certain rayon, mais la zone contagieuse ne s'étend pas très loin et ne paraît guère dépasser quelques mètres. » En effet, il soutient, d'après ses observations, que dans les salles d'hôpital la contagion s'exerce surtout entre les lits voisins et que déjà très rare à la distance de 2 ou 3 lits, elle ne s'observerait jamais entre des lits placés à 8 ou 9 mètres de distance. Cependant devant la Société de médecine publique il dut reconnaître que cette transmission de la rougeole d'une extrémité à l'autre d'une salle de 10 à 12 mètres de longueur, tout exceptionnelle qu'elle soit, est possible. Dans cette seconde discussion comme dans la première, il ne persiste pas moins à conclure « que dans le plus grand nombre de cas la rougeole se transmet par la voie atmosphérique aux enfants placés dans le voisinage du malade ». Nous ferons remarquer que si la contagion entre lits éloignés, quoique rare, est possible, l'argument présenté par M. Sevestre perd toute sa valeur; en effet si la zone dangereuse s'étend au delà de quelques mètres, il est difficile d'expliquer pourquoi la rougeole irait atteindre tel enfant placé dans un lit très éloigné, alors que la contagion épargnerait les enfants plus rapprochés : « il faudrait admettre, dit M. Grancher, un courant d'air intelligent et malicieux qui présiderait à cette distribution irrégulière des germes de la rougeole ».

D'autre part, la transmission par les objets ou les personnes, par contact indirect, suffit pour rendre compte de la fréquence plus grande de la contagion dans les lits qui entourent le petit malade. N'est-il pas évident que les contacts médiats et immédiats sont eux-mêmes plus fréquents et plus difficilement évitables entre les lits voisins qu'entre les lits plus éloignés.

A l'encontre de M. Sevestre qui accorde donc une importance prépondérante à la contagion par l'air qui entoure le malade, M. Grancher est convaincu « que l'air atmosphérique n'est qu'exceptionnellement le véhicule du germe contagieux ». En effet après avoir montré que la répartition irrégulière des cas de contagion dans une salle d'hôpital s'explique mieux si on accepte l'idée d'un transport matériel par les mains ou par les objets, il s'élève contre cette hypothèse d'après laquelle l'air exp^{iré} de la poitrine contiendrait le germe contage. Pour lui, la présence du germe contage de la rougeole dans l'air expiré serait en contradiction complète avec tout ce que nous savons de la pureté bactériologique absolue de l'air d'expiration, à l'égard des germes contages connus, d'après ses propres expériences sur l'air expiré par les phtisiques et d'après les expériences de Tyndall, Strauss, Cadéac et Mallet.

« Il semble même à priori, ajoute M. Grancher, qu'il y ait impossibilité physique à la souillure de l'air d'expiration. Comment les germes de la rougeole ou de la tuberculose contenus, englués dans le mucus plus ou moins épais que sécrètent les surfaces respiratoires seraient-ils entraînés par le courant d'air expiré ?

Au contraire, ce même mucus des voies lacrymales, nasales ou bronchiques répandu et desséché à la surface d'un linge ou sur l'épiderme du visage et des mains peut infecter l'atmosphère des germes qu'il contenait, et c'est ainsi par voie indirecte que la contamination est possible ».

M. Grancher accorde donc que la souillure de l'air est possible, mais indirectement, à la suite de la dessiccation préalable des sécrétions contagieuses qu'il considère comme indispensable.

Il fait en outre remarquer que si la contamination de l'air se fait directement par l'air expiré la prophylaxie est difficilement réalisable, car il est impossible de rendre aseptique et respirable en même temps l'atmosphère que l'on suppose infectée. Au contraire si les sécrétions catarrhales, supports habituels du contage, se répandent à la suite de leur dessiccation en poussières dans l'atmosphère ambiante qui véhicule ainsi les germes morbilleux, la souillure de l'air n'est qu'indirecte et nous pouvons prévenir cette souillure par le lavage des mains et du visage ou par la désinfection des objets contaminés.

Après avoir exposé les arguments par lesquels M. Grancher combat victorieusement l'opinion de M. Sevestre, nous pouvons apporter comme preuve indirecte de la présence exceptionnelle du germe rubéolique dans l'atmosphère les résultats des plus satisfaisants obtenus par M. Grancher à l'hôpital des Enfants-Malades en 1890-91, par l'isolement dans le box et l'antisepsie médicale appliqués dès l'entrée à tous les enfants qui n'ont pas eu la rougeole antérieurement.

Une des salles de son service a reçu huit rougeoles qui sont restées toutes stériles ; toutefois il y a eu trois contagions provoquées par une enfant qui avait été inscrite comme ayant déjà eu la rougeole. Une autre salle a reçu 2 rougeoles également restées stériles, mais il y a eu un cas intérieur provenant de la même enfant qui avait contagionné ceux de l'autre salle et cependant ces deux salles ont un mouvement très actif. Pendant ce temps, une troisième salle, celle des chroniques, où l'antisepsie médicale n'est pas pratiquée, a donné huit rougeoles bien qu'elle n'ait reçu que 58 malades dans toute l'année.

En résumé, la contagion de la rougeole par la voie atmosphérique ne peut se faire que dans une zone très restreinte, d'un rayon de quelques mètres seulement. Elle n'est pas le résultat de la présence du contage morbilleux dans l'air expiré, mais elle est toujours produite par la dissémination dans l'air des produits contagieux desséchés et pulvérisés. C'est donc un mode spécial de transmission indirecte, et on peut l'éviter par l'antisepsie appliquée au malade et à tous les objets qui l'entourent.

III. — DE LA TRANSMISSION PAR CONTAGION INDIRECTE

Le germe rubéolique véhiculé par les sécrétions catarrhales doit nécessairement se déposer avec ces sécrétions sur tous les objets qui se trouvent en contact avec le malade. Les locaux précédemment habités par des personnes atteintes de rougeole pourraient donc transmettre la contagion, de même que les personnes ou les objets souillés par le contact du malade. Cependant une condition est nécessaire pour que cette transmission se produise, c'est que le contage morbilleux conserve au moins pendant un certain temps sa virulence lorsqu'il se trouve hors de l'organisme humain. Or, il résulte, semble-t-il, de toutes les observations, que les sécrétions contagieuses de la rougeole perdent rapidement leurs propriétés virulentes.

Fœrster (de Dresde), en 1876, avait déjà insisté sur la faible résistance du germe morbilleux qui, dit-il, agit avec une grande sûreté mais se détruit très rapidement.

Béclère constate de même que le contage de la rougeole est très peu tenace et ne semble pas conserver au delà de quelques heures ses propriétés nocives lorsqu'il est hors de l'organisme : « Les enfants, dit-il, entrés dans la salle le lendemain de la sortie ou de la mort d'enfants atteints de rougeole, mais alors qu'il n'y avait plus de morbilleux dans la salle, sont restés indemnes de toute contagion jusqu'au jour où un enfant atteint de rougeole est entré dans notre salle. Le contage de la rougeole ne persiste donc pas dans les bâtiments d'habitation qui ont été occupés par des morbilleux ».

Kaposi exprime la même opinion et dit que les chambres habitées par des morbilleux ne conservent pas leur contagiosité au delà du dernier cas qui s'y est produit.

Sevestre a vu plusieurs fois des enfants séjourner impunément dans des pièces que venaient de quitter peu d'instants avant des enfants atteints de rougeole. Il pense donc que la durée de la période de nocivité ne doit pas dépasser, si même elle les atteint, les limites de 2 ou 3 heures.

Bard a également observé cette faible résistance des germes rubéoliques : « Une première donnée, dit cet auteur, qui ressort avec une certitude entière de nos observations, c'est l'absence complète de persistance des germes de la rougeole après le départ des malades. On se contentait d'évacuer les malades dès la première apparition de l'éruption sans prendre aucune mesure de désinfection ni même aucune précaution particulière pour les objets qui leur avaient servi ». Malgré cela, il n'a eu besoin dans aucun cas, pour expliquer la contagion, d'invoquer la persistance des germes dans le local ou sur les objets, et parmi les enfants entrés au dépôt quelques heures après l'évacuation d'un contagieux, aucun n'a été contagionné par les germes qu'aurait pu laisser le partant. En résumé, Bard conclut que « les germes de la rougeole sont d'assez courte durée pour qu'il n'y ait pas à craindre d'infection persistante des locaux et des objets à l'usage des malades et pour que les mesures de désinfection à la fin de la maladie soient absolument inutiles ».

Seul le Dr Eloy a publié un fait dans lequel il croit pouvoir attribuer la transmission de la rougeole à deux personnes par un appartement parisien laissé vacant depuis le décès d'un petit garçon qui avait succombé à la rougeole dix-huit mois auparavant. Ce fait, observé à Paris où la rougeole est endémique, où les causes de contagion sont multiples, où les voies de transmission sont le plus souvent impossibles à découvrir, ne peut fournir aucun argument sérieux contre toutes les observations antérieures, et hypothèse pour hypothèse, il est plus logique de croire que la contagion s'est faite par un individu en puissance de rougeole, mais dont le catarrhe récent n'a pu être suspecté par les victimes de la contagion.

Il y a lieu de rapprocher de l'observation précédente l'épidémie observée en 1891 à Carcassonne par Sudour.

L'origine de cette épidémie est attribuée par Sudour au retour à la virulence de germes répandus dans certaines chambres par une épidémie antérieure ; mais l'hypothèse de Sudour est passible de la même objection, car les cas de rougeole qui se sont déclarés dans la caserne incriminée ne se sont pas produits au milieu d'une population indemne de cette maladie puisque la rougeole régnait depuis janvier 1891 dans la population civile.

Aucun fait ne prouve donc que le germe de la rougeole, hors de l'organisme, conserve sa virulence pendant une durée supérieure à plusieurs jours ; au contraire, les observations de Béclère, de Sevestre et de Bard impliquent une résistance très limitée de l'agent pathogène, résistance qui ne paraît pas dépasser quelques heures.

La fréquence de la contagion indirecte est évidemment subordonnée à cette faible vitalité du germe morbilleux. Aussi, la contagion par les tiers et par les objets a-t-elle été longtemps considérée comme très rare.

Mayr affirme positivement que la contagion de la rougeole par les vêtements, par les objets ou par les personnes ne peut s'effectuer qu'autant que le transport du germe d'un individu à un autre se fasse immédiatement.

Fœrster dit que « le contage morbilleux étant très peu tenace, il est rare que le médecin ou une autre personne non atteinte serve de véhicule au virus morbilleux ».

De même Béclère et Sevestre estiment que la transmission de la rougeole par les effets ou par l'intermédiaire d'une tierce personne ne peut avoir lieu que si le transport a été effectué dans un espace de temps assez court et à une distance peu éloignée. Ils appuient leur opinion sur la faible vitalité du contage de la rougeole. En outre, Sevestre déclare que « malgré le nombre considérable de rougeoles qu'il voit journellement, il n'a jamais apporté la rougeole, ni à ses enfants, ni à d'autres ; il constate d'autre part qu'à l'hospice des Enfants-Assistés où les pavillons d'isolement consacrés à la scarlatine et à la coqueluche sont très rapprochés et sont sous la direction d'une même surveillante, il n'a jamais vu, sauf peut-être dans un cas, la contagion se faire sur les enfants atteints de coqueluche ou de scarlatine par l'intermédiaire du personnel.

A l'encontre toutefois de tous ces auteurs, M. Grancher, qui soutient du reste cette opinion pour la rougeole et pour la diphtérie, admet le mode indirect comme très fréquent. A la Société médicale des hôpitaux, en 1889, et devant la Société de médecine publique en 1890, il a défendu cette théorie avec un talent remarquable. Après avoir démontré que la contagion par l'air ne peut être admise et que « si l'atmosphère contient exceptionnellement des germes rubéoleux, ceux-ci ne forment pas une atmosphère ambiante dangereuse », M. Grancher a prouvé par les observations suivantes, que la contagion peut se faire par le personnel médical ou hospitalier, ou par les objets :

a) *Contagion par le personnel hospitalier.* — « Dans la salle des berceaux, à l'hôpital des Enfants-Malades où les nourrissons qui y sont placés ne sauraient se déplacer pour aller recevoir le germe de la rougeole, il s'est produit cependant un cas de contagion. A ce moment, Mme A..., surveillante de la salle des rougeoles, ayant elle-même contracté la maladie, était soignée dans une petite chambre séparée de la salle des berceaux par un large palier, ce qui ne permet guère de supposer le transport du germe par l'air. Il semble au contraire que ces germes ont été transportés dans la salle des berceaux par la surveillante et par les infirmières qui, pour soigner Mme A..., passaient plusieurs fois par jour de cette salle dans la chambre de la malade et inversement. »

b) *Contagion par le personnel médical.* — « Le 1er juillet 1886, j'ai pris le service de la rougeole. Tout le service m'avait suivi dans les salles d'isolement et remonta ensuite sans désinfection préalable dans les salles communes; or dans ces salles où nous n'avions pas de rougeoles depuis un mois, deux cas intérieurs ont éclaté le 12 et le 13 juillet et sont devenus la source de deux épidémies secondaires, l'une à Saint-Thomas et l'autre à Sainte-Geneviève. »

c) *Contagion par une infirmière.* — « Le 13 février 1889, deux fillettes atteintes de scarlatine occupaient deux box dans la salle Parrot, aux n°s 1 et 19. Le n° 19 est dans la rangée opposée au n° 1 et placé en ligne oblique à 12 mètres de distance. Mais il arriva que la petite J..., couchée au n° 1, avec la scarlatine, était en même temps en incubation de rougeole qui fit son éruption le 10 février, or Angèle C.,., couchée au n° 19 eût une éruption de rougeole le 19 février ; il est donc certain que les germes de la maladie sont partis du n° 1, au début de l'invasion de la rougeole vers le 5 ou 6 février, et ont été transportés au n° 19. Comment ? Par l'atmosphère ou par les mains de l'infirmière. Cette dernière hypothèse semble la plus probable, car l'infirmière qui avait à soigner deux scarlatines et ne soupçonnait pas la rougeole au n° 1, passait de ce lit au lit 19 sans désinfection préalable. Toutefois, la voisine du 19, le n° 20, fut prise aussi de rougeole le 20 février, et la contagion pour elle comme pour le n° 19 est venue du n° 1. Or l'infirmière du box a toujours nié avoir touché la fillette couchée au n° 20. Elle passait devant le lit, voilà tout. On pourrait donc ici incriminer l'atmosphère si beaucoup plus près les lits 22 et 24 n'avaient été occupés par deux enfants susceptibles de prendre la rougeole et restés indemnes. »

d) Contagion par un vêtement. — Le 15 avril 1889, Joseph L...., venant de la consultation, monte avec ses parents à la salle Bouchut. Les parents du petit malade qui attendaient leur tour d'interrogatoire déposèrent sur le lit n° 11 une couverture qui enveloppait leur enfant; ils ont été vus en outre jouant avec les enfants couchés aux n°s 13 et 14. Or du 30 avril au 2 mai, ces 3 enfants étaient en éruption de rougeole. Quant à L...., suspecté dès son entrée, il fut placé dans un box (lit n° 1) à l'autre extrémité de la salle. Cependant aucun de ses voisins immédiats ne fut contaminé, bien qu'ils n'eussent pas eu de rougeole antérieure.

Le moins qu'on puisse conclure de ces faits, dit M. Grancher, c'est que la rougeole, comme la diphtérie et tant d'autres maladies, se transmet sûrement par les mains ou les vêtements contaminés d'une tierce personne. »

Aux faits observés par M. Grancher nous pouvons joindre les suivants, les uns récents, les autres plus anciens.

Panum rapporte quelques cas de transport de la maladie par des intermédiaires sains : à Klaksvig, le chirurgien du pays appelé pour donner ses soins avait dû passer dans le village : la rougeole apparaissait 14 jours plus tard dans la maison où il avait séjourné. On ne pouvait rapporter à une autre cause le développement de la maladie car pas un habitant ni de la maison ni du pays n'avait eu de communication avec un lieu infecté et il n'était pas venu d'autre étranger dans le village. A Midtvaag la rougeole fut importée par une sage-femme qui avait soigné des malades dans une île voisine. La jeune fille qui lava le linge de la sage-femme fut la première atteinte.

Forster parle également d'un tailleur qui travaillait dans une chambre où se trouvaient ses enfants atteints de rougeole et qui allant esssayer un vêtement à un enfant de sa clientèle lui communiqua la maladie.

Le Dr Croskery contagionna son fils dans les conditions suivantes : il rentre chez lui, embrasse son fils et se rappelle seulement alors qu'il vient de visiter un rougeoleux ; il fait aussitôt laver l'enfant mais il était trop tard, la contagion était déjà effectuée.

En 1886, Joël (de Lausanne) a publié parmi plusieurs cas un fait de contagion indirecte qui nous a paru assez probant pour être rapporté : « au mois de décembre 1885, une fillette prenait la rougeole, dit-il, dans une salle de l'hôpital d'enfants que je dirige. Cherchant les origines, je trouvai que le père de cette enfant lui avait fait visite, ayant chez lui deux autres enfants affectés de rougeole. Je ne puis douter qu'il ne fût vecteur de l'épidémie. »

Enfin, voici le seul exemple de contagion indirecte observé par Giron sur les 250 cas de rougeole qu'il a étudiés au point de vue de l'origine de la contagion : il s'agit d'une fillette qui, arrivée depuis huit jours dans une propriété de campagne éloignée de tout point contaminé fut prise le 16 août 1887 des premiers symptômes d'invasion de la rougeole. Son frère fut immédiatement isolé d'une manière absolue ; cependant il fut pris d'une éruption le 6 septembre. L'enquête faite par Giron lui apprit que la mère de ces deux enfants en soignant sa fillette avait continué à s'occuper des vêtements de son petit garçon et que ces vêtements n'ont quitté la chambre de la malade qu'au fur et à mesure des besoins. L'isolement des deux enfants ayant été absolu, la petite fille a dû toucher les vêtements et les charger dans les premiers jours de son éruption de quelques contages qui ont contagionné son frère.

Nous pouvons conclure de cette étude sur le mode de contagion de la rougeole que la transmission peut se faire :

1° *Par contact direct.* — Ce mode de contagion est surtout fréquent dans les réunions d'enfants sains (écoles, dépôts d'enfants, etc. ayant entre eux des contacts répétés.

2° *Par contact indirect*. — La transmission se fait soit par les personnes, soit par les objets souillés au contact du malade. En raison de la faible vitalité du contage morbilleux, il faut que les contacts de l'intermédiaire avec l'infectant et avec l'infecté se succèdent dans un court intervalle ; aussi la contagion indirecte n'est-elle particulièrement fréquente que dans les salles d'hôpitaux, de lit à lit ; elle paraît déjà rare de service à service.

3° *Par l'air*. — La transmission de la rougeole par la voie atmosphérique est possible, mais elle est exceptionnelle, même à faible distance ; elle résulte alors de la souillure de l'air par les poussières qui proviennent de la dessiccation des sécrétions contagieuses (mucus nasal et bronchique) répandues sur les objets environnant le malade ; elle n'est donc qu'un mode particulier de contagion indirecte, toujours évitable au même titre que la contagion par les objets ou les personnes.

CHAPITRE III

De la durée de l'incubation dans la rougeole.

Entre l'instant où s'est produit le contact infectieux et le moment d'apparition des premiers symptômes d'invasion de la rougeole, il s'écoule une période assez longue pendant laquelle l'infection ne se manifeste par aucun signe apparent ; cette période latente mérite seule le nom d'incubation. Mais le début de la rougeole, le plus souvent insidieux, à peine caractérisé par un peu de malaise, de lassitude et de céphalalgie, passe trop souvent inaperçu pour servir à l'évaluation de la durée de l'incubation ; au contraire l'éruption, manifestation visible et tangible de la maladie, ne peut rester méconnue et constitue un point de repère précieux. Il est donc avantageux de compter l'incubation à partir du jour où le malade a été en contact avec le morbilleux non plus jusqu'au jour variable et souvent indécis où il ressent les premiers symptômes, mais jusqu'au jour où l'éruption apparaît (1). C'est le seul moyen, dit Pantun, d'arriver à des résultats exacts et comparables.

La notion de l'incubation dans la rougeole et de sa durée assez fixe a eu la plus heureuse influence sur la prophylaxie : en effet elle permet de prévoir à l'avance l'invasion possible de la maladie chez des sujets qui ont été exposés à l'influence contagieuse d'un morbilleux, et de soumettre ces individus suspects à une surveillance attentive dès avant l'époque présumée du début de la maladie. Malheureusement la détermination de la durée de l'incubation est loin d'être toujours facile ; le milieu hospitalier, par exemple, n'est pas favorable à cette étude car les enfants dans les salles communes demeurent

---

(1) Cette période qui comprend à la fois la période d'*incubation vraie* et celle d'invasion mérite selon nous le nom d'*incubation de l'exanthème* puisqu'elle s'étend jusqu'au début de l'éruption.

pendant plusieurs jours en rapport avec les malades, et le moment
où s'est effectué le contact morbifique reste le plus souvent ignoré.
Il est donc préférable de s'adresser à des faits isolés dans lesquels le
contact avec le morbilleux a été unique et très court et pour lesquels
en outre on ne puisse invoquer une autre cause de contagion. Aussi
Panum reconnait-il qu'il était bien placé aux îles Feroé pour obtenir des résultats d'une grande exactitude.

C'est à Panum en effet que nous devons les premières recherches
sur l'incubation de la rougeole : « La rougeole fut importée par un
ouvrier qui ayant quitté Copenhague le 20 mars, arriva le 28, parfaitement bien portant. Il tomba malade le 1er avril. Environ 14 jours
plus tard, ses deux amis les plus intimes furent pris des premiers
accidents. »

« Le 4 juin, dix hommes de Tjornevig montant la même barque,
avaient pris part à une grande pêche avec les habitants d'un village
infecté : le 18 juin, tous étaient affectés de rougeole, après deux ou
quatre jours de prodromes. De 12 à 16 jours après l'apparition de
l'exanthème chez ces dix individus, presque toute la population était
sous le coup de l'éruption. »

Ces premiers faits amenèrent Panum à soupçonner que la rougeole
présentait une incubation moyenne de 13 à 14 jours jusqu'à l'éruption : « Je recueillis dès lors, dit-il, dans 52 localités, les noms des
personnes qui avaient été les premières affectées de rougeole, la date
de l'éruption, la date de l'invasion chez les habitants auxquels s'était
communiquée la maladie..... Partout les faits confirmèrent ma première supposition : nulle part, je ne rencontrai une exception à la
règle ».

En résumé, Panum admet « comme une loi constante que l'éruption a lieu le 13e ou le 14e jour après l'infection. Le plus grand écart
en deçà ou au delà est tout au plus de 24 heures ».

Mayr a noté une durée d'incubation à peu près égale : l'enfant qui
fait l'objet de l'observation recueillie par lui en 1851 a présenté
l'éruption 13 jours après un contact unique d'une journée à peine.
Les deux inoculations exécutées par Mayr à l'aide du mucus nasal,
en 1851, déterminèrent une éruption de rougeole, le treizième jour
qui suivit l'infection.

Girard (de Marseille) dans sa première communication à la Société
médicale des hôpitaux, soutient que « l'incubation a une durée cons-

tante et régulière pour chaque fièvre éruptive ; qu'elle est de 13 jours pour la rougeole ». La Société médicale ne voulut pas accepter comme démontrée la fixité de la période d'incubation. L'observation apportée par M. Girard pour la rougeole, était cependant assez démonstrative puisqu'elle portait sur neuf enfants contagionnés le même jour par le même morbilleux et qui furent tous atteints en même temps de cette maladie, 13 jours après le contact infectieux.

Girard, à l'exemple de Panum, comptait l'incubation jusqu'à l'éruption. Sur les 108 observations très précises qui firent l'objet de sa nouvelle communication à la Société médicale en 1869, l'éruption s'est montrée à dater du contact morbifique :

> Dans trois cas, le 16e jour.
> Dans cinq cas, le 13e jour.
> Dans cent cas, le 14e jour.

M. Girard conclut donc que « l'incubation jusqu'à l'éruption peut être fixée entre 13 et 16 jours, mais qu'elle est dans l'immense majorité des cas de 14 jours ».

Les douze faits recueillis par Dumas, dans lesquels un contact de quelques heures seulement a eu lieu, confirment pleinement les recherches de Panum et de Girard. Malheureusement Dumas n'a étudié que l'incubation vraie : « Elle a varié, dit-il, de 10 à 14 jours. On peut considérer le chiffre de 12 jours pleins comme étant le plus fréquent puisqu'il a été noté 7 fois sur 12 cas ; 14 jours (noté une seule fois) me paraissent être l'exception ». Dans 4 observations seulement, la date de l'éruption se trouve indiquée, l'exanthème est apparu dans ces 4 cas :

> Deux fois, le 13e jour.
> Une fois, le 14e jour.
> Une fois, le 15e jour.

Les observations de Lancereaux démontrent que la durée de l'incubation est variable puisque l'éruption n'apparait pas au même moment chez des enfants qui ont été en même temps exposés à la contagion, mais aussi que cette durée ne varie que dans d'étroites limites. Dans la première observation, deux enfants contagionnés dans la même soirée ne présentèrent l'éruption, l'un que le douzième jour et l'autre que le quatorzième jour. Dans la seconde observation, chez les deux contagionnés, l'éruption apparut, chez l'un 13 jours et chez l'autre 15 jours après le contact subi en même temps par les deux enfants.

Dans son mémoire à la Société médico-pratique en 1876, Dumas a rapporté quinze observations dans lesquelles la période latente a toujours varié entre 10 et 14 jours. Dans six de ses observations seulement la date de l'éruption se trouve indiquée : dans 3 cas l'éruption s'est montrée le quinzième jour après le contact, dans un cas le quatorzième et dans deux autres le treizième.

Forster (de Dresde) d'après une série de 135 observations trouve 14 jours, parfois 13 jours 1/2 d'incubation jusqu'à l'éruption.

Béclère dans sa thèse a recueilli 38 cas où il lui a été possible de noter à la fois le début du contact morbigène et le début de l'éruption. L'éruption est apparue : 20 fois le 12e, 13e ou 14e jour du contact.

13 fois le 15e jour du contact.
4 — 16e —
1 — 19e —

« Le temps qui s'écoule entre le moment de la pénétration du contage, conclut Béclère, et celui du début de l'éruption a une durée remarquablement fixe qui ne varie qu'en de très étroites limites. C'est le plus souvent du 13e au 15e jour, exceptionnellement 1 ou 2 jours plus tard qu'apparaît l'éruption. » Il reconnaît en outre d'après ses observations que la coexistence d'un état pathologique quelconque n'altère pas la durée de l'incubation.

Dans le fait de contagion cité par M. Cadet de Gassicourt, la petite fille contagionnée par son frère après un contact de quelques heures eut les premiers signes de catarrhe dès le huitième jour et l'éruption trois jours plus tard. Ce chiffre de huit jours paraît être un minimum ; il semble d'ailleurs en accord avec l'observation de Vidal où l'invasion se fit le huitième jour.

Geschwind, chez les enfants du capitaine P..., a noté 12 jours depuis la contamination jusqu'à l'éruption pour un premier enfant et 15 jours pour le second. Cette observation, dont la précision se trouve établie par ce fait que le contact infectieux a été assez court et qu'elle porte sur des enfants chez lesquels la rougeole était attendue, peut être rapprochée de l'observation suivante que nous empruntions à M. Sevestre.

Le mardi 10 février 1886, M. Sevestre fut appelé à soigner une petite fille qui toussait depuis le samedi précédent et qui le mercredi matin (11 février) présenta le début d'une éruption de rougeole. « Or le dimanche 8 février, rapporte M. Sevestre, cette petite malade avait passé deux heures environ avec une dizaine d'enfants parmi lesquels se trouvait ma petite fille âgée de six ans. Je me promis de surveiller attentivement ma fillette. Jusqu'au 17 la température resta normale, mais vers deux heures l'enfant qui le matin ne présentait aucun signe de maladie fut prise brusquement de malaise et demanda à se coucher. Le 20 dans la soirée, il y eut quelques éternuements et un peu de toux ; le 21 dans l'après-midi l'éruption débutait par la face et le cou. Dans ce fait où la marche de la maladie a pu être suivie heure par heure, le peu de durée du contact infectieux (2 heures environ) et la brusque apparition des premiers symptômes de l'invasion ont permis de calculer avec précision la période latente de l'incubation, qui a été de neuf jours pleins, et la durée de l'incubation de l'exanthème qui a été de treize jours. Sur les 10 petites filles qui avaient assisté à la même réunion, cinq furent contagionnées et eurent leur éruption le 13e et le 14e jour. Les cinq autres ayant eu déjà la rougeole échappèrent seules à la contagion. »

Sorel (de Pont-de-l'Arche) dans une épidémie qui atteignit 300 enfants environ a toujours noté une incubation moyenne de 11 jours jusqu'à l'invasion ; dans un seul cas qui fut d'ailleurs l'origine de cette épidémie l'incubation a présenté une durée exceptionnelle ; il s'agit d'une petite fille de 12 ans qui, ayant quitté Louviers le 22 janvier où une petite cousine était atteinte de rougeole, revint en incubation à Pont-de-l'Arche et présenta l'éruption le 11 février. L'incubation a donc été de 20 jours.

Depuis que l'attention a été portée sur la recherche de la durée de l'incubation, quelques observations de durée exceptionnelle de l'incubation ont été publiées.

M. Leroux, dans une note sur l'incubation de la rougeole, a cité trois faits d'incubation prolongée :

« 1° Au printemps 1887, la rougeole se déclare dans une famille et atteint deux personnes, une jeune domestique et une fillette de 10 ans. Un frère de 7 ans est immédiatement envoyé à la campagne, dans une maison isolée de toute habitation. Le 20e jour de son départ une éruption de rougeole se montre franchement chez cet enfant. » Dans ce premier fait on doit, croyons-nous, admettre une incubation de 20 jours car le sujet s'est trouvé rigoureusement isolé. Comme le fait remarquer M. Leroux, seule la correspondance échangée entre le petit garçon et sa famille pourrait être incriminée ; cette explication n'est guère plausible.

2° Dans la seconde observation il s'agit d'une fille unique qui, atteinte de scarlatine, quitte la pension le 28 mars et présente 18 jours après une éruption de rougeole.

M. Leroux suppose qu'elle a été contagionnée avant le 28 mars. Mais l'origine de la contagion n'a pas été découverte et il est plus probable que la rougeole a été transmise à cette jeune fille par un intermédiaire (médecin ou garde-malade).

3° Enfin, l'enfant qui fait l'objet de la 3e observation et qui a paru présenter une incubation de 20 jours jusqu'à l'éruption avait été isolé de sa sœur mais dans le même appartement ; sans même invoquer la contagion indirecte, n'est-il pas possible de soupçonner une visite clandestine de l'enfant sain à l'enfant malade ?

Quoi qu'il en soit, nous croyons qu'il faut admettre la possibilité d'une période d'incubation maxima de 19 à 20 jours depuis le contact jusqu'à l'éruption.

Giron, qui a étudié 250 cas de rougeole au point de vue de la contagion, a toujours noté une incubation vraie de 9 à 10 jours. Il prétend en outre que la durée de l'incubation serait plus longue dans le cas où le contact n'a été que passager et plus courte lorsque le contact s'est prolongé pendant toute la période d'invasion.

Gillet a publié, en 1890, un fait où la date de la contagion est absolument certaine. Il s'agit d'un petit garçon, F..., âgé de 3 ans. Cet enfant qui venait d'avoir l'influenza sortit pour la première fois le 25 janvier. Ce jour-là et non les jours suivants, sa mère qui est institutrice l'emmena dans sa classe. A cette époque débutait à l'école une petite épidémie de rougeole. Or l'enfant qui avait conservé un peu de toux depuis sa grippe commença à tousser un peu plus le 2 février. Après avoir présenté les signes catarrhaux, le 7 février au matin on constate l'existence d'une éruption apparue pendant la nuit. Le contact suspect avec des enfants qui se trouvaient à la période d'invasion remonte donc à la date précise du 25 janvier : huit jours après l'enfant présente le début de la rougeole et l'éruption apparaît dans le délai normal de 13 à 14 jours.

Gillet a recueilli et publié plus tard une seconde observation : « Le jeune Sch...., mal en train et fiévreux depuis 3 ou 4 jours, présente le début d'une éruption de rougeole le 10 juin au soir. La sœur du petit malade est immédiatement éloignée, mais le 18 juin, huit jours pleins après sa séparation d'avec son frère, elle présente les signes habituels de l'invasion de la rougeole et le 22 juin au soir l'éruption débute ». Donc, incubation de la maladie huit jours pleins ; incubation de l'exanthème douze jours très exactement.

Bard, dans le travail déjà cité, conclut que « la période d'incubation comptée de l'infection à l'éruption est de 13 à 14 jours dans la grande majorité des cas, toutefois, elle peut s'abaisser exceptionnellement à 12 jours, elle peut aussi s'élever à 18 jours et peut-être à 21 dans le cas de réceptivité affaiblie par une atteinte antérieure ».

Ces conclusions reposent sur une double série de faits. Dans la première, sur 11 observations dans lesquelles le contact n'a pas dépassé 24 heures, l'éruption est survenue :

2 fois après 12 jours
6 — 13 —
3 — 14 —

Dans la seconde série, sur 24 cas dans lesquels le contact a été plus prolongé, 4 fois seulement l'écart entre la date de la fin du contact et celle de l'éruption a été de plus de 14 jours. Dans ces 4 cas constituant de véritables incubations prolongées (1) :

2 fois cette incubation a atteint 15 jours
1 — — — 16 —
1 fois elle a paru atteindre 18 —

Le fait suivant comprenant trois cas de contagion observés par Martin-Durr nous a paru mériter d'être cité : « Une femme enceinte de 6 mois entre dans le service du professeur Jaccoud le 11 novembre avec une éruption de rougeole. Le 15 au matin l'externe du service examina la malade pendant 10 minutes seulement et ne la revit plus,

____

(1) Ces quatre cas d'incubation prolongée se sont produits chez des enfants dont la réceptivité était très faible (soit par immunité naturelle, soit par suite d'une atteinte antérieure) et qui ont résisté auparavant à un ou plusieurs contacts dangereux.

car elle fut transférée le soir même au service d'accouchement pour un avortement provoqué par la rougeole. Cependant 8 jours après, le 23 novembre, il est pris d'un malaise suivi de coryza, de toux, de mal de gorge ; enfin dans la nuit du 27 au 28 apparaît l'éruption d'une rougeole. La durée d'incubation a donc été de 8 jours entiers jusqu'à l'invasion et de 12 jours 1/2 jusqu'à l'éruption. En outre, la malade transportée le 15 au soir à la salle d'accouchement est transférée le lendemain dans un autre service aussitôt l'avortement terminé : dans ce court intervalle, elle contagionne l'enfant d'une nourrice âgé de 7 mois qui fit son éruption le 1er décembre après une incubation de 15 jours. Bien qu'il ait été transporté dans une salle de médecine dès le début de son éruption cet enfant contagionne à son tour l'enfant d'une autre nourrice. Ce dernier enfant âgé de 8 mois ne présente l'éruption que le 17 décembre après une incubation assez prolongée de 17 jours au minimum ».

Nous observons à l'occasion de ces deux derniers cas de rougeole, que la faible réceptivité des nourrissons semble s'accuser par une incubation un peu plus longue que chez les adultes.

Les cas d'incubation prolongée indiqueraient donc une réceptivité relativement faible, soit en vertu d'une immunité en quelque sorte naturelle comme celle des nouveau-nés, soit par suite d'une atteinte plus ou moins récente de rougeole.

Terminons par un fait personnel qu'il nous a été donné d'observer à la crèche de l'hospice des Enfants-Assistés à la suite du rapprochement momentané de deux enfants qui venaient d'être admis à l'hospice.

Depuis le 18 août 1891, il n'y avait eu aucun cas de rougeole à la crèche lorsque le 9 octobre arrivent deux petites filles qui sont inscrites en même temps au dépôt sous les nos 6948 et 6950. Ces deux enfants sont envoyées toutes deux à la crèche et reçoivent en même temps les premiers soins que l'on donne habituellement aux entrants. Après être restées à peine pendant quelques minutes dans la grande salle de la crèche, elles sont séparées pour être placées l'une, Marie B..., âgée de plus de 1 an, dans la salle dite des Sevrés et la seconde, Raymonde D..., âgée de 10 mois, dans la salle de la crèche proprement dite. Or, Marie B... était en incubation de rougeole ; en effet, le lendemain matin, elle était transportée à l'isolement avec une éruption de rougeole sortie pendant la nuit. Jusqu'au 22 octobre Raymonde D... qui paraît bien portante reste à la crèche, mais ce jour-là elle offre quelques symptômes assez marqués de la période catarrhale de la rougeole et elle est immédiatement envoyée au pavillon des douteux. Enfin le 25 octobre, elle entre en éruption de rougeole.

Dans cet exemple que nous avons rapporté parce que la contagion s'est faite rapidement, en quelques instants, et à une date absolument précise, l'incubation vraie a été d'environ 13 jours ; l'incubation de l'exanthème a été de 16 jours pleins. Ce fait semble confirmer cette opinion déjà émise par nous d'après laquelle l'incubation chez les tout jeunes enfants est un peu plus longue, en raison d'une réceptivité moins accusée, que chez les enfants au-dessus de 1 an.

En résumé, il semble bien établi par cette étude sur la durée de l'incubation :

1° Que l'incubation jusqu'à l'éruption a, dans la grande majorité des cas, une durée de 13 à 14 jours, quelquefois de 15 jours : elle peut s'abaisser à une durée minima de 11 jours (Cadet de Gassicourt) ; au contraire, elle atteint dans quelques cas rares la limite extrême de 18 à 20 jours. Ces cas d'incubation prolongée sont le propre des sujets à réceptivité affaiblie par une atteinte antérieure, ou qui possèdent du fait de leur jeune âge une immunité relative et incomplète.

2° Que l'incubation vraie a une durée moyenne de 9 jours.

3° Que la période d'invasion présente généralement une durée de 4 jours pleins.

DEUXIÈME PARTIE

CONTAGION ET PROPHYLAXIE DE LA ROUGEOLE A L'HOSPICE DES ENFANTS ASSISTÉS

CHAPITRE I

L'hospice des Enfants-Assistés.

A l'hospice des Enfants-Assistés les conditions les plus favorables
à la diffusion de la rougeole semblent se trouver réunies : en effet,
pour la rougeole, la première enfance est un terrain vierge sur lequel
cette affection se développe avec une facilité inouïe, et dans cet établissement, nous nous trouvons en présence d'enfants très jeunes,
qui vivent d'une vie commune, et ont entre eux les contacts les plus
nombreux et les plus variés pendant toute la journée, soit par leurs
jeux ou leurs promenades, soit par leur réunion en groupes pour
les repas, le coucher, les soins de toilette, etc. Il semblerait cependant, à priori, que la rougeole dût être peu fréquente en raison du
très petit nombre de morbilleux qui pénètrent, en quelque sorte par
hasard, à l'intérieur de cet hospice destiné exclusivement à recevoir
des enfants non malades. Il n'en est rien; car ici s'applique bien
cette parole de Fauvel : « La gravité d'un incendie ne se mesure pas
à l'intensité de l'étincelle qui lui » donné naissance, mais à la com-
bustibilité des matériaux sur lesquels elle tombe ».

De plus, l'hospice des Enfants-Assistés, composé en grande partie
de vieux bâtiments qui ne correspondaient guère à leur destination
nouvelle, n'a eu longtemps que des moyens de protection tout à fait

illusoires contre les atteintes des maladies contagieuses, et sa distribution intérieure laisse sans doute encore à désirer sur quelques points.

Pour connaître les conditions dans lesquelles s'exerce aujourd'hui la contagion de la rougeole, il importe donc de décrire brièvement l'aménagement intérieur de l'hospice et d'étudier la composition de sa population.

Description de l'hospice. — Après avoir été transféré provisoirement en l'an II dans l'ancienne abbaye de Port-Royal, rue de la Bourbe, qui sous le nom de Maternité comprenait alors une section d'allaitement (Enfants-Trouvés) et une section d'accouchement (Maternité proprement dite), l'hospice des Enfants-Assistés fut définitivement installé rue d'Enfer, en 1814, dans l'ancien Institut de l'Oratoire. Placé sur un point culminant, au milieu d'une population peu dense, et comprenant, sur une superficie de plus de 3 hectares, de nombreuses cours plantées d'arbres et de grands jardins, entourés eux-mêmes d'autres jardins considérables appartenant à des communautés, le nouvel établissement présentait les meilleures conditions extérieures d'hygiène; au contraire, les constructions étaient fort défectueuses, au point de vue de la salubrité, et les salles réservées aux enfants étaient pour la plupart petites, basses, humides et mal aérées. En 1836, il est vrai, lors de la réunion des Orphelins (enfants du dépôt) aux enfants assistés, on avait agrandi l'hospice par la construction de deux grands bâtiments qui constituent aujourd'hui les Divisions, mais l'installation dans les vieux bâtiments de l'Oratoire des services principaux restait toujours déplorable. C'est seulement de 1879 à 1886 que des travaux importants furent entrepris qui modifièrent complétement la distribution intérieure et les conditions de salubrité de l'hospice.

Actuellement, l'hospice se compose de trois parties parfaitement séparées comme constructions : 1° en façade sur la rue, un premier groupe de constructions, formé surtout par les anciens bâtiments de l'Oratoire, se compose d'un bâtiment central et de deux ailes, qui limitent une cour (cour d'honneur) et de constructions moins monumentales groupées autour d'une seconde cour (cour d'entrée de l'hospice). L'aile droite, représentée par l'ancienne chapelle, est occupée au premier étage par le service de la crèche. L'aile gauche, formée de deux étages est consacrée aux infirmeries de médecine et de chirurgie : le premier étage est occupé par l'infirmerie de chirurgie, le second étage, par celle de médecine. Le bâtiment central, situé au fond de la cour d'honneur, est occupé du côté de la crèche par le quartier dit des Sevrés au premier étage, et au second par les nourrices de la crèche ; du côté des infirmeries, ce bâtiment renferme, au premier étage des dortoirs pour les nourrices du service de chirurgie, et une salle spéciale réservée aux ophtalmies qui se trouvent ainsi isolées, et au second étage, des dortoirs pour les nourrices affectées à la médecine, et une salle que M. Hutinel consacre aux convalescents revenus des pavillons d'isolement et qui ont dépassé la période contagieuse de leur affection. Le service des enfants sains de la crèche et du quartier des Sevrés est desservi par un seul escalier, commun à ce service et aux deux infirmeries. M. Hutinel et M. Kirmisson, chirurgien de l'hospice, demandent que cet escalier soit réservé exclusivement à l'usage de la crèche et de ses annexes, et que les portes de communication entre leurs services et la crèche soient tenues rigoureusement fermées, de manière à réduire au minimum les rapports entre ces services, dont le personnel est d'ailleurs absolument distinct pour chacun d'eux et possède ses dortoirs spéciaux pour les infirmières et les nourrices. Nous n'oserions cependant affirmer que ces prescriptions ne soient fréquemment enfreintes et qu'il n'y ait pas de temps à autre quelque cas de contagion entre ces services.

Enfin, à gauche de la cour d'entrée, au milieu d'autres constructions réservées aux services généraux, se trouve un petit service où les enfants sont placés en observation avant leur admission dans les autres sections de l'hospice ; c'est le Lazaret.

2° En arrière de ce premier groupe, au milieu de jardins assez vastes, s'élèvent deux grands pavillons parallèles, à 3 étages, qui laissent entre eux un large espace occupé par un jardin anglais. Ces bâtiments appelés les « divisions » ne reçoivent que des enfants bien portants ; celui de droite est réservé aux garçons, celui de gauche aux filles. Chacun d'eux forme une sorte de pensionnat, avec ses classes, ses dortoirs, ses réfectoires, et ses cours de récréation.

3° Un troisième groupe de constructions est formé par les pavillons d'isolement, disséminés au milieu des jardins. Ces pavillons, gracieux et coquets, forment 4 constructions distinctes, assez éloignées les unes des autres :

G.

1

A l'entrée du jardin se trouve la Nourricerie (1).

A gauche et parallèlement à la Nourricerie se groupent quatre pavillons d'isolement pour la rougeole, la scarlatine et la coqueluche.

Au fond du jardin et à gauche, à la même hauteur que le pavillon de rougeole, s'élève le pavillon de la diphtérie.

Au fond du jardin, mais à droite, à une grande distance de tous les autres, se trouve un dernier pavillon, autrefois destiné aux convalescents, et qui a été aménagé tout récemment, sur la demande de M. Hutinel, pour recevoir les enfants atteints probablement mais non sûrement d'une affection contagieuse : c'est le pavillon des douteux.

Tel est rapidement décrit l'aménagement intérieur de l'hospice, mais il est nécessaire en outre d'ajouter que cet établissement possède dans la banlieue de Paris, deux annexes l'une à Thiais, qui reçoit les enfants les plus jeunes du Dépôt, l'autre à Châtillon où seront prochainement envoyés les petits syphilitiques présumés guéris et les athrepsiques convalescents.

Population de l'hospice. — La population de l'hospice est considérable : ainsi, en 1891, le mouvement de la population s'est traduit par 10,765 entrées, ce qui représente une moyenne de 29 entrées par jour. En outre, le chiffre journalier des enfants présents à l'hospice oscille entre 590 et 600 enfants et, au 31 décembre 1891, il était de 518 enfants.

Cette population est constituée par 4 catégories différentes d'enfants :

1° Les enfants assistés proprement dits ;

2° Les enfants secourus ;

3° Les enfants moralement abandonnés ;

4° Les enfants du Dépôt.

En dehors des enfants appartenant à ces trois catégories, aucun enfant sain ou malade ne peut être admis à l'hospice.

On désigne sous le nom d'enfants assistés, les enfants trouvés, abandonnés ou orphelins. Ces enfants, pour la plupart âgés de moins de un an, sont placés définitivement sous la tutelle de l'Assistance publique, mais ils ne sont pas gardés à l'hospice, on les envoie immédiatement à la campagne, et la durée de leur séjour moyen est de 30 heures à peine. On ne retarde leur départ que pour cause de ma-

(1) *La Nourricerie de l'hospice des Enfants-Assistés*, par le Dr NICOLLE, thèse de Paris, 1891.

ladie ou de faiblesse trop grande (syphilis, athrepsie). Les dangers de l'encombrement hospitalier et de la contagion intérieure sont ainsi épargnés au plus grand nombre de ces enfants.

La catégorie des enfants secourus est formée de nourrissons que leurs mères nécessiteuses ne peuvent ni soigner, ni nourrir. Comme les enfants assistés, ils sont confiés le plus tôt possible à des nourrices de la campagne.

Dans la catégorie des enfants moralement abandonnés, on comprend tous les enfants, âgés de plus de 12 ans, maltraités ou laissés vagabonds par leurs parents, et qui sont adoptés par l'Assistance publique. Ces enfants, qui par leur âge d'ailleurs sont moins exposés à contracter la rougeole et sont surtout plus résistants contre les complications, ne séjournent guère à l'hospice qu'une quinzaine de jours, jusqu'à leur mise en apprentissage.

Enfin, sous le nom d'enfants du Dépôt, on désigne les enfants admis à l'hospice pendant la maladie ou la détention de leurs parents. Ils sont rendus aux parents quand ceux-ci quittent les hôpitaux ou les prisons. A l'exception des enfants non sevrés, qui sont envoyés à la campagne, tous les enfants de cette catégorie sont gardés à l'hospice ou envoyés à la succursale de Thiais, et y font un séjour plus ou moins prolongé. Aussi comprennent-ils environ les 4/5 de la population journalière de l'hospice : à la date du 31 décembre 1891, par exemple, sur 518 enfants présents à l'hospice, il n'y avait que 146 enfants assistés ou moralement abandonnés (1) pour 372 enfants du Dépôt.

Il est facile de prévoir que les enfants des trois premières catégories, en raison de leur court séjour à l'hospice, ne fournissent qu'un nombre assez restreint de malades et paient aux maladies contagieuses un tribut plus faible que les enfants du Dépôt. Ces derniers, en effet, bien que n'étant pas malades à leur entrée, donnent un nombre assez considérable de malades, victimes le plus souvent de la contagion intérieure.

En ce qui concerne la rougeole, la population de l'hospice a donné en 1891, sur :

5152	enfants	assistés......................	57	cas de rougeole.
7	—	secourus.....................	0	—
1003	—	moralement abandonnés.	2	—
1002	—	du dépôt.....................	185	—

(1) Encore sur ces 146 enfants, 94 étaient-ils forcément gardés à l'hospice pour cause de maladie. Les 52 autres devaient prochainement partir vers les agences de province.

Répartition des enfants dans les services de l'hospice. — D'après ce que nous venons d'exposer, l'hospice des Enfants-Assistés a donc pour unique destination de servir de refuge aux enfants sains privés de tout soutien. A ce titre, c'est donc un hospice ; mais, en raison de l'importance de sa population, et bien que nul enfant malade n'y soit admis, à moins qu'il n'appartienne à l'une des catégories désignées plus haut, il comprend une organisation médicale complète, composée de salles de médecine et de chirurgie et de pavillons pour les maladies contagieuses. L'utilité de ce service médical est démontrée par le relevé suivant du chiffre des malades au 31 décembre 1891 ; en effet, sur 518 enfants présents à ce jour, l'hospice comptait 382 enfants valides et 146 malades, soit plus de 1/3 malades.

L'établissement de la rue Denfert-Rochereau est donc à la fois un hospice et un hôpital, et la répartition des enfants dans les diverses sections de l'hospice est subordonnée à leur état de santé.

Les enfants valides sont répartis suivant leur âge dans les sections suivantes :

1° Dans le service de la crèche, qui se compose de deux quartiers : l'un dit de la crèche proprement dite où sont reçus directement (1) tous les enfants (assistés, secourus et en dépôt) non sevrés, pendant leur court passage à l'hospice ; l'autre, le quartier des Sevrés, qui reçoit directement aussi les enfants assistés de 2 à 4 ans, et en cas d'encombrement du lazaret, les enfants en dépôt du même âge. La crèche est formée par une salle immense, mais unique, de 75 berceaux ; le quartier des Sevrés comprend deux salles avec 22 berceaux.

2° A Thiais, où sont envoyés, à l'exclusion des enfants des autres catégories, les enfants du dépôt de 1 an à 6 ans.

3° Dans les « divisions », qui reçoivent tous les enfants en dépôt de plus de six ans, et les enfants assistés de plus de 4 ans jusqu'à 21 ans. La division des filles, avec 132 lits, et celle des garçons, avec 165 lits, sont complètement séparées, par un vaste espace de 40 mètres de largeur. Les enfants des divisions ne passent que rarement par le lazaret.

4° Au lazaret, où tous les enfants, même reconnus absolument sains au moment de leur admission, devraient passer un certain nombre de jours, avant d'être admis dans l'une des sections citées plus haut, et dans lequel ils sont soumis à une quarantaine ayant

(1) Sans passer par le Lazaret.

pour but d'empêcher l'importation des maladies contagieuses par les enfants venus du dehors.

Telles sont les sections d'enfants valides, examinons rapidement les services réservés aux enfants malades.

Le service médical se compose :

1° D'une infirmerie de chirurgie, installée dans tout le premier étage d'un bâtiment compris entre la cour d'honneur et la cour d'entrée. Cette infirmerie constitue un service absolument indépendant, placé sous la direction d'un chirurgien, et ayant son personnel spécial de nourrices et d'infirmières ; elle comprend, dans deux grandes salles et une série de petites salles, environ 70 lits.

2° D'une infirmerie de médecine, occupant au-dessus de l'infirmerie de chirurgie, le second étage du même bâtiment. Le service de médecine peut recevoir environ 80 enfants ; il se compose de huit salles de malades dont deux grandes et six plus petites, et de dortoirs pour le personnel de nourrices et d'infirmières affectées à ce service. L'une des petites salles est réservée par M. Hutinel aux enfants atteints de broncho-pneumonie primitive; cette mesure paraît avoir diminué d'une façon sensible le nombre des cas de broncho-pneumonies observés dans les salles.

Les infirmeries sont desservies par deux escaliers dont l'un conduit uniquement aux services de malades, mais dont l'autre est commun aux services de la crèche et aux infirmeries. En effet, de ce côté, les services de médecine et de chirurgie ne sont séparés de la crèche que par un palier : nous avons fait ressortir déjà l'inconvénient de ces communications trop directes, et la nécessité de réserver l'escalier dont nous parlons à l'usage exclusif de la crèche et de toutes ses annexes.

3° De la nourricerie, formée de deux pavillons de 16 berceaux chacun, et dans laquelle sont soignés les nouveau-nés syphilitiques ou athrepsiques.

4° De pavillons d'isolement, pour les maladies contagieuses.

Un pavillon unique, assez isolé des autres, mais construit dans le même enclos reçoit, depuis 1886, les enfants atteints de diphtérie ; il se compose de deux salles à 4 lits, et de deux petites chambres à un seul lit pour les cas compliqués (rougeole et diphtérie par exemple); il est desservi par un personnel spécial qui couche et prend ses repas dans le pavillon même.

Un groupe de 4 autres pavillons reçoit les morbilleux, les coquelucheux et les scarlatineux. Ces pavillons seront plus loin l'objet
d'une description spéciale.

Un dernier pavillon est destiné aux enfants atteints d'une affection contagieuse dont le diagnostic est encore incertain. Nous aurons
également à le décrire dans le chapitre suivant.

CHAPITRE II

Contagion de la rougeole à l'hospice des Enfants-Assistés.

Connaissant assez exactement la topographie de l'hospice et la distribution de sa population entre les diverses sections de l'établissement, nous pouvons maintenant nous demander comment se répartit la rougeole au milieu de tous ces enfants, et dans quelles conditions s'exerce la contagion morbilleuse.

En raison de l'éloignement suffisant qui existe entre les quartiers des enfants sains et ceux des enfants malades, sauf peut-être pour la crèche, il était presque certain, à priori, que la contagion de la rougeole devait s'effectuer rarement d'une section à une autre de l'hospice par l'intermédiaire d'objets ou de tiers restés indemnes de la maladie, encore moins par l'air atmosphérique auquel nous avons dénié, dans notre étude sur le mode de contagion, toute influence sur la diffusion de la rougeole. Les observations de M. Sevestre qui, pendant plusieurs années, s'est astreint à chercher l'origine des cas de rougeole qu'il observait dans cet hospice, lui ont démontré que toujours la rougeole avait été apportée par un morbilleux dans la salle même où se trouvait le petit contagionné. L'observation de M. Variot, que nous avons rapportée plus haut, prouve sans doute que le transport des germes rubéoliques par l'atmosphère est un danger illusoire ; mais elle nous indique aussi que, malgré les contacts journaliers entre le personnel de la division des filles et celui des garçons, la transmission indirecte doit être extrêmement peu fréquente. Les recherches de M. Hutinel et les nôtres nous ont montré également que cette transmission doit être très rare : en effet, pendant l'année 1891, et le début de cette année, nous avons toujours cherché l'origine de la contagion et pour chaque cas (sauf sept, pour lesquels on pourrait sans doute incriminer un enfant sorti de l'hospice avant son entrée au pavillon) nous avons trouvé comme cause probable de la contagion un séjour plus ou moins prolongé avec un petit morbilleux encore à la période d'invasion. Par exemple, pour les enfants ramenés de Thiais avec la rougeole, nous avons toujours trouvé (sauf dans 2 cas) comme contagionnant probable un enfant qui, de 10 à 15 jours auparavant, avait été renvoyé de Thiais avec l'éruption morbilleuse. Grâce à l'isolement des morbilleux pendant une période minima de 14 ou 15 jours à partir de l'éruption, la contagion après le début de l'exanthème est très rare à l'hospice des Enfants-Assistés : il résulte, en effet, de nos investigations que dans toutes les sections d'enfants valides, c'est toujours un enfant arrivé à la période prodromique que l'on doit incriminer comme contagionnant, et jamais un convalescent. Il en est de même le plus souvent dans les services réservés aux enfants malades, cependant à l'infirmerie de médecine nous avons observé un cas de contagion onze jours après l'éruption. Il arrive parfois aussi qu'un petit morbilleux ayant fait son éruption deux ou trois jours auparavant, soit transféré au pavillon des douteux comme suspect d'une autre affection contagieuse, et si quelque faute contre l'antisepsie est commise par le personnel, la contagion peut s'effectuer à cette période : nous avons relevé ainsi un double cas de contagion deux jours après l'éruption par un morbilleux ; l'éruption s'est déclarée chez l'un des contagionnés le 16e jour, et chez le second le 17e jour après le contact. Quelquefois, il peut se faire encore qu'un enfant présentant une éruption morbilliforme soit admis dans le pavillon de la rougeole, où il ne manque pas de contracter cette affection : nous avons vu deux faits de contagion dans ces conditions, par des rougeoleux à la période d'éruption, et occupant le même pavillon que les contagionnés. Mais nous n'avons jamais observé de cas de contagion entre deux pavillons voisins, pour la rougeole du moins.

A l'hospice des Enfants-Assistés, les cas de contagion, après l'invasion, sont donc rares ; au contraire, on peut établir comme une règ'e presque absolue que la contagion se fait dans la période prééruptive, avant même que la rougeole soit soupçonnée, alors que les enfants sont encore dans les services d'enfants sains.

En général, la contagion s'effectue dans des conditions analogues à celles-ci. Un enfant, en apparence bien portant, est admis en dépôt à l'hospice ; pendant quelques jours, il conserve cette apparence de santé, mais bientôt il paraît un peu malade, il est grognon, maussade, il a un peu de fièvre, ou bien il tousse ; on l'envoie donc en médecine ; le lendemain, il offre des signes de catarrhe oculo-nasal, assez nets quelquefois pour faire songer à la rougeole, et il est dirigé vers le pavillon des douteux où il ne tarde pas à présenter une éruption caractéristique de rougeole. Cet enfant, dont l'éruption est apparue moins de 14 ou de 15 jours après son admission, a donc apporté avec lui la rougeole qu'il avait prise au dehors ; mais à partir du moment où il a commencé à présenter les premiers symptômes de l'invasion, il a laissé partout des traces de son passage : au lazaret où il a contaminé tous les enfants en état de réceptivité qui s'y trouvaient avec lui, et en médecine où il a fait encore quelques victimes. Les contagionnés sont envoyés quelques jours plus tard soit dans les divisions, soit à Thiais, soit même à la crèche ; ils y arrivent en incubation de rougeole, et y provoquent eux-mêmes pendant les 3 ou 4 jours qui précèdent l'éruption des cas multiples de contagion. Par exemple, en raison de l'installation défectueuse et insuffisante du lazaret actuel, où les enfants ne subissent trop souvent qu'une quarantaine incomplète et illusoire, il est fréquent qu'un enfant transporte à Thiais la rougeole qu'il a contractée dans ce service. Dans les 13 jours qui suivent son arrivée à Thiais, cet enfant est ramené à l'hospice avec une éruption morbilleuse, et après une période de 12 jours environ, revient de la succursale une fournée de 3, 4, 5 cas de rougeole provoqués par le premier cas d'importation. Ces cas intérieurs déterminent de nouvelles séries de contagionnés, se succédant presque exactement de 12 en 12 jours. C'est ainsi que la rougeole se maintient à l'état permanent à Thiais, et aussi dans les services de l'hospice dépositaire. Si cependant la contagion s'épuise, soit d'elle-même, soit par suite de l'application des mesures préventives, un nouveau cas extérieur ne tarde pas à déterminer la réapparition de la rougeole, au milieu de cette population enfantine qui présente une si remarquable aptitude à contracter cette affection.

La succession des cas de rougeole en séries qui se transmettent de l'une à l'autre le germe rubéolique est d'observation courante et elle explique la disproportion énorme qui existe chaque année entre le nombre des cas d'importation extérieure et celui des cas intérieurs (1), soit à l'hospice, soit à Thiais. C'est ainsi que pour l'année 1891, dans le courant de laquelle nous avons examiné tous les cas de rougeole au point de vue de la contagion, sur 250 cas de cette affection, nous avons trouvé seulement 22 cas extérieurs pour 228 cas intérieurs.

A. *Cas extérieurs.* — Sur les 22 cas de rougeole venus du dehors dans le courant de l'année 1891, aucun ne s'est déclaré le jour même de l'entrée; entre le jour de l'admission et la date de l'éruption, il s'est écoulé :

Dans 2 cas..... 1 seul jour (éruption le lendemain).
— 7 cas..... 2 jours
— 3 cas..... 2 —
— 1 cas .... 5 —
— 2 cas..... 6 —
— 1 cas..... 7 —
— 2 cas..... 8 —
— 1 cas..... 10 —
— 3 cas..... 12 — (éruption le 13e jour).

Aucun enfant n'a présenté l'éruption le 14e ou le 15e jour après son admission à l'hospice. Cette constatation permet de croire qu'une quarantaine de 15 jours pleins serait suffisante dans la grande majorité des cas pour arrêter au lazaret les sujets entrés à l'hospice en incubation de rougeole.

Avant leur passage au pavillon d'isolement, les 22 enfants dont nous parlons ont séjourné dans différentes sections de l'hospice;

3 seulement sont passés directement du lazaret au service de la rougeole.

2 après un court séjour au lazaret avaient été envoyés à Thiais, d'où ils ont été ramenés, l'un le 8e, l'autre le 10e jour après leur entrée à l'hospice (2).

(1) Il résulte de l'étude que nous avons faite de la durée de l'incubation dans la rougeole, que cette période est dans la grande majorité des cas de 13 jours pleins. Nous considérons donc comme cas extérieur, toute rougeole dont l'éruption se fait dans les 13 jours qui suivent l'admission de l'enfant ; au contraire, un enfant dont le séjour à l'hospice est supérieur à 13 jours et qui présente une éruption morbilleuse, a contracté la maladie à l'hospice : c'est donc un cas intérieur.

(2) Ceci démontre que la période d'observation que subissent les enfants au lazaret, se trouve trop souvent écourtée.

10 enfants, dont quelques-uns avaient été envoyés d'abord au lazaret, ont passé à l'infirmerie de médecine les derniers jours de la période prodromique.

5 autres enfants envoyés à la crèche y sont restés jusqu'à l'apparition de l'exanthème.

1 seul avait été transféré au pavillon des douteux au début de l'invasion.

1 seul de ces enfants également a séjourné dans les divisions (division des garçons) depuis son admission jusqu'à l'éruption.

D'après cette répartition des cas extérieurs dans les différentes sections de l'hospice pendant la période prodromique, c'est-à-dire pendant la période la plus contagieuse, il est facile de voir qu'aucune des sections d'enfants n'a été à l'abri de l'importation des rougeoles extérieures, mais que le service de médecine est celui qui a reçu le plus grand nombre des sujets contagieux venus du dehors : ce service doit être l'un des plus éprouvés par la contagion intérieure.

B. *Cas intérieurs.* — En effet, c'est surtout à Thiais, au lazaret, puis à l'infirmerie de médecine que la contagion de la rougeole sévit avec la plus grande rigueur.

A Thiais, la contagion se montre fréquente parce que le lazaret, au lieu d'être un filtre parfait, laisse échapper non seulement des rougeoles contractées en dehors de l'hospice (deux cas en 1891), mais aussi un certain nombre de rougeoles prises au lazaret même (4 cas en 1891). A ces rougeoles venues du lazaret, s'ajoutent quelques cas provenant des autres services (5 cas en 1891, dont 3 venant des divisions, 1 de médecine et un de la crèche). Les uns et les autres (au total 11 en 1891) sèment la contagion à la succursale de l'hospice, qui a renvoyé, en 1891, à l'hospice dépositaire 88 enfants (1) atteints de rougeole, dont 77 avaient été contagionnés à Thiais, les autres étant les 11 cas extérieurs précités.

A l'infirmerie de médecine, la grande fréquence de la contagion intérieure s'explique facilement par ce fait que, dans un bon nombre de cas, un petit morbilleux venant soit du lazaret, soit de Thiais, soit des divisions ou de la crèche, est considéré pendant l'invasion, comme atteint d'une affection non contagieuse ; il est donc envoyé

(1) Sur ce nombre de 88 rougeoles ramenées de Thiais, 23 étaient encore en incubation lors de leur transfert à l'hospice et ont séjourné soit en médecine, soit aux pavillons de douteux avant de passer au pavillon de la rougeole. Les 65 autres, au contraire, présentaient l'éruption avant leur départ de Thiais et ont été admis directement à l'isolement.

à l'infirmerie de médecine où il demeure jusqu'à ce que les signes de catarrhe s'accentuent ou même que l'éruption paraisse. En 1891, par exemple, il y a eu 16 cas de rougeoles prises dans cette infirmerie, pour un nombre de 86 petits rubéoleux qui y ont séjourné pendant la période prééruptive. Toutefois, il est à remarquer que le rapport entre le nombre des contagionnants et celui des contagionnés (16) est beaucoup plus faible dans ce service d'enfants malades que parmi les enfants de Thiais, où, sur un nombre total de 88 cas, il y avait 77 contagionnés.

Le lazaret fournit un nombre assez élevé de faits de contagion : en 1891, nous en avons observé 36 cas, provoqués par le séjour au lazaret de 12 contagieux venus de l'extérieur et dont 3 seulement sont restés au lazaret jusqu'au moment de l'éruption.

Dans les autres services, la contagion de la rougeole fait moins de victimes ; cependant, dans les salles mêmes de chirurgie, cette affection s'est transmise à 23 enfants : la contamination a eu le plus souvent pour origine l'admission dans ce service d'un petit morbilleux dont la conjonctivite seule avait attiré l'attention.

A la crèche, la rougeole frappe inégalement les deux quartiers : la grande salle de la crèche, avec ses nourrissons, ne donne que rarement des cas de rougeole; au contraire, le quartier des Sevrés, dont les enfants ne passent pas généralement par le lazaret, reçoit trop souvent des rougeoles extérieures, aussi ce quartier est-il relativement fort éprouvé par la rougeole : en 1891, en effet, pour 5 enfants entrés en incubation de rougeole à l'hospice, et envoyés immédiatement dans les services de la crèche, nous avons relevé 13 cas de contagion portant presque tous sur des enfants sevrés.

Dans les divisions, où un seul cas extérieur a été admis dans toute l'année 1891, ainsi qu'à la Nourricerie et au pavillon de la diphtérie, la contagion provient rarement d'un cas importé du dehors ; elle résulte presque toujours de l'apport de la maladie par un enfant contaminé dans un autre service.

Enfin, sur 41 morbilleux arrivés à la période d'invasion qui ont séjourné au pavillon des douteux, 40 avaient pris la rougeole dans l'hospice; et le nombre total des contagionnés, soit par ces 41 contagieux, soit par des convalescents, a été de 7 dans ce pavillon.

En résumé, le nombre de ces cas intérieurs se répartit ainsi par services :

Crèche..... .... 13 cas de contagion.
Divisions..................... 19 — —
Thiais....................... 77 — —
Lazaret...................... 36 — —
Chirurgie.................... 23 — —
Médecine.................... ... 16 — —
Nourricerie.................... 3 — —
Pav. des douteux............. 7 — —
Pav. de diphtérie............. 2 -- —
Pav. de rougeole............. 2 -- —

Au total.............. 228 cas intérieurs de rougeole.

Nous terminerons ce chapitre par un exemple qui nous a paru intéressant et digne d'être cité, car il montre bien sur quels enfants, et dans quelles sections de l'hospice s'exerce plus particulièrement la contagion de la rougeole :

Le 16 mars 1892, fut envoyée en dépôt à l'hospice, par leur mère, la femme Dup..., tout une famille composée de trois garçons et de cinq filles. Ces enfants étaient tous bien portants à leur arrivée à l'hospice, et même robustes. Les trois aînés, âgés de 12, 10 et 8 ans, après avoir séjourné dans les divisions pendant un mois furent envoyés à Berck indemnes de rougeole. La plus jeune, nourrisson de 4 mois, fut placée à la crèche, et malgré un séjour de 21 jours dans ce service, après lequel elle fut envoyée en nourrice à la campagne, elle échappa de même à la rougeole.

Au contraire, sur les quatre autres, qui furent envoyés à Thiais le 21 mars, après un séjour de sept jours, soit à la crèche, soit au lazaret, soit dans les divisions, un seul âgé de six ans fut épargné par la contagion ; les trois autres, deux garçons âgés de 2 et 4 ans 1/2, et une fille âgée de 3 ans, furent contagionnés à Thiais, dans les quelques jours qui suivirent leur arrivée, par un enfant Phil. M..., qui revint à l'hospice le 27 mars avec l'éruption de rougeole, et qui avait lui-même pris la rougeole également à Thiais d'une autre enfant, Eugénie G..., vers le 11 mars. Les deux petits garçons de 4 ans 1/2 et de 2 ans, présentèrent en effet l'éruption l'un le 8 avril, et l'autre le 11 avril et succombèrent, le premier trois jours après son arrivée au pavillon et le second 6 jours après le début de l'éruption. La petite fille, âgée de trois ans, ramenée de Thiais le 2 avril, fit son éruption le 7, après avoir passé dans le service de médecine toute la période d'invasion. Elle seule échappa à la mort.

Cet exemple montre parfaitement que le principal foyer de la contagion se trouve à Thiais, tandis que les enfants des divisions et de la crèche proprement dite sont moins exposés à trouver parmi eux des sujets contagionnants. Il montre aussi les dangers de contagion que présentent les services de médecine, en raison de la réception d'enfants venant des autres services et qui sont au début de l'invasion d'une rougeole qu'il est encore impossible de soupçonner.

CHAPITRE III

Prophylaxie de la rougeole à l'hospice
des Enfants-Assistés.

D'après l'étude que nous avons faite précédemment sur le mode de contagion de la rougeole, il semble bien établi aujourd'hui que la transmission de cette maladie résulte toujours d'un contact subi par le contagionné soit avec le morbilleux lui-même, soit avec un objet ou une personne souillés quelques instants auparavant par ce morbilleux.

Tout système de prophylaxie appliqué à la rougeole doit donc tenir compte de cette double origine de la contagion. Or, d'une part l'isolement du contagieux prévient tout contact réel, effectif entre celui-ci et les individus sains ; d'autre part, l'antisepsie exactement appliquée au malade, et à tout ce qu'il a touché, supprime la possibilité de la transmission médiate soit par les objets, soit par les tiers, soit même par l'air. L'isolement et l'antisepsie constituent ainsi les seules mesures nécessaires pour empêcher la diffusion de la rougeole, mais elles doivent être appliquées simultanément, car chacune de ces mesures s'appliquant à un mode particulier de transmission pourrait être insuffisante, si elle était employée seule, à l'exclusion de l'autre. Il est évident, en effet, que l'isolement quelque rigoureux qu'il soit, serait impuissant à empêcher le transport du germe rubéolique par une infirmière qui passerait immédiatement, sans précautions antiseptiques, d'un morbilleux à un enfant sain. De même, malgré les soins les plus minutieux, il est impossible de réaliser l'asepsie complète et permanente des rougeoleux, chez lesquels l'émission du germe rubéolique, suivant la remarque de M. Bard, se fait d'une manière presque constante et ininterrompue.

L'isolement peut être réalisé par deux procédés différents : ou

bien on réunit dans une même salle plusieurs contagieux : c'est
l'isolement collectif ; ou bien on les sépare soit en plaçant chacun
d'eux dans une chambre à un seul lit (isolement cellulaire), comme
le propose M. Richard (du Val-de-Grâce), soit comme le fait M. Gran
cher, en entourant le lit de chaque contagieux d'un grillage métallique (isolement dans le box), lequel isole complètement le malade
dans la salle commune au milieu d'autres sujets atteints d'affections
non contagieuses : c'est l'isolement individuel.

Dans le système d'isolement collectif, le service des rougeoles doit
être pourvu d'un personnel spécial, couché et nourri dans les
annexes du service, et n'ayant avec le personnel des autres services
que le minimum des relations nécessaires, de manière à limiter
ainsi les chances de contagion. Il doit, en outre, se composer de
plusieurs petites salles de 4, 6 ou 8 lits au maximum, les unes destinées aux cas simples, les autres aux cas compliqués : cette disposition
par petites salles restreint la contagion des infections secondaires.
Ce service peut, comme à l'hôpital des Enfants-Malades, se trouver
installé dans une partie réservée des bâtiments communs, mais
l'isolement est alors souvent illusoire en raison des communications
trop faciles et des rapports trop fréquents avec les services voisins.
Au contraire, l'installation des morbilleux dans un pavillon spécial
construit dans l'enceinte de l'hôpital, à une certaine distance des
autres constructions hospitalières, réalise les meilleures conditions
de l'isolement, pourvu toutefois que ce pavillon forme un service
parfaitement autonome, et qu'il ne soit pas composé comme à l'hôpital Trousseau de salles trop grandes et trop rapprochées les unes
des autres, où l'accumulation des malades favorise le développement
des infections secondaires (Grancher) et augmente la mortalité.

Cet isolement doit se compléter par la pratique de quelques mesures fort simples d'antisepsie, qui ont pour but d'empêcher la contagion de rayonner autour du pavillon par l'intermédiaire du personnel médical ou hospitalier. Cette transmission par des tiers
indemnes sera sûrement évitée ;

1° Par le port obligatoire pour toute personne qui pénètre dans le
pavillon, d'une blouse fermée en toile grise qui sera prise à l'entrée
du pavillon, et qui sera quittée à la sortie ;

2° Par le lavage antiseptique des mains chaque fois qu'on a touché
un morbilleux ou que l'on quitte le pavillon.

L'isolement cellulaire ne présente, au point de vue étroit de la transmission de la rougeole, aucun avantage sur l'isolement en commun. En effet, M. Richard, en proposant d'isoler les morbilleux dans des pavillons constitués par une série de cellules à un seul lit, avait surtout pour but de limiter la contagion des infections secondaires, et de prévenir ainsi les fâcheuses conséquences de l'agglomération de nombreux malades dans une même salle. Ce système constitue donc simplement une exagération désirable de l'isolement dans de petites chambres de 4 à 6 lits. Il ne peut donner d'ailleurs de bons résultats que par la mise en pratique des mesures antiseptiques appliquées aux objets qui servent aux malades et aux personnes, toutes les fois qu'elles passent d'une cellule dans une autre.

Enfin, l'isolement individuel pratiqué, à l'aide du box de M. Grancher, présente cette particularité qu'il permet de conserver au milieu d'une salle d'enfants contagionnables, un sujet contagieux dont le diagnostic reste encore hésitant. Non seulement le grillage métallique qui entoure le lit du malade prévient tout contact direct entre ce dernier et ses voisins, mais il empêche le personnel médical ou hospitalier d'approcher sans nécessité du malade ainsi isolé. En outre, plus que tout autre, ce système d'isolement nécessite la pratique d'une antisepsie sévère ayant pour but de stériliser tout ce qui a été souillé par un contact suspect. Toute personne qui touche un enfant mis en box est tenue, avant de pénétrer à l'intérieur de la grille, de revêtir une blouse spéciale placée au pied du lit, et à la sortie, de se laver les mains et même le visage (s'il a été en contact avec le contagieux) au savon et avec des solutions antiseptiques. Tous les objets qui ont servi au malade doivent être stérilisés : il en est ainsi, surtout des objets de vaisselle qui sont plongés dans l'eau bouillante aussitôt après chaque repas. Les objets de lingerie et de literie sont également stérilisés et passés à l'étuve ; il en est de même des lits, qui, dans le service de M. Grancher, sont démontables. Enfin, une infirmière spéciale s'occupe exclusivement des malades ainsi isolés et doit s'astreindre aux pratiques de l'antisepsie en passant d'un lit à l'autre. Ce système de prophylaxie par l'isolement et l'antisepsie a donné de remarquables résultats entre les mains de M. Grancher et de son suppléant M. Hutinel, non seulement pour la diphtérie, mais même pour la rougeole dont la contagion est si insidieuse, si sournoise. Cependant l'application de ces mesures ne souffre aucune négligence, aucune infraction aux règles établies ; il faut surtout, comme le dit M. Grancher, des infirmières assez intelligentes pour comprendre l'utilité de ces mesures, et assez dociles pour les appliquer dans toute leur rigueur.

Isolement et antisepsie, telle est donc la formule d'une prophylaxie rationnelle de la rougeole. Grâce à l'antisepsie, l'isolement du morbilleux, même à une faible distance de sujets contagionnables, pourrait donc garantir les établissements hospitaliers contre la diffusion intérieure de la rougeole, s'il était possible de maintenir cet isolement pendant un temps suffisant à partir du premier moment où l'individu atteint devient contagieux.

Or toute la difficulté de la prophylaxie de la rougeole réside dans cette restriction. En effet la contagiosité de la rougeole se manifeste dès le début de la période prodromique, à l'apparition du premier phénomène de catarrhe ; c'est même pendant le stade catarrhal que le pouvoir contagieux semble le plus intense. Malheureusement c'est aussi dans ce stade que la contagion se montre la plus insidieuse, parce que les symptômes de l'invasion ne sont pas assez caractéristiques pour qu'on puisse reconnaître une rougeole au début, et que l'apparition de l'exanthème peut seule apporter la certitude dans le diagnostic. On isole donc les morbilleux avérés, c'est-à-dire, les malades pour lesquels l'éruption caractéristique est venue signer la lettre de cachet pour le pavillon de rougeole.

Cet isolement arrive trop tard, car le morbilleux méconnu a déjà transmis son affection à tous les sujets en état de réceptivité qui se trouvaient avec lui. Quelques enfants toutefois, pendant les jours qui précèdent l'éruption peuvent présenter quelques symptômes pouvant faire soupçonner une rougeole imminente, coryza, toux, ou conjonctivite, mais qui n'autorisent pas le médecin à affirmer qu'elle existe. Ces enfants sont malades ; ils ont une affection soupçonnée contagieuse, et ils forment une catégorie de malades, auxquels il faut appliquer des mesures spéciales : on ne peut, en effet, les envoyer sans danger pour eux dans les pavillons de rougeole, où ils contracteraient sûrement cette affection s'ils ne l'avaient pas, et il serait imprudent de les diriger vers les salles communes, où ils pourraient répandre la maladie s'ils étaient réellement à la veille d'une éruption morbilleuse. Il faut donc isoler ces « douteux » soit à l'aide du box de M. Grancher, soit dans des petites chambres de 1 à 4 lits au plus, faisant partie d'un pavillon exclusivement réservé aux sujets qui offrent les signes indécis d'une affection contagieuse au début. Nous ne sommes donc point absolument désarmés contre la diffusion de la rougeole par les enfants qui présentent des signes de catarrhe oculo-naso-bronchique assez nets pour attirer l'attention, et faire naître un doute sur l'existence d'une rougeole.

Mais dans la plupart des cas, ces symptômes passent complètement inaperçus le premier et le second jour de l'invasion, parfois même plus longtemps ; l'enfant ne paraît pas malade ; il joue encore avec ses petits voisins, et les signes de catarrhe réduits au minimum échappent à l'attention des personnes qui le soignent. A ce moment, surtout dans les écoles ou dans les dépôts d'enfants, le petit malade, déjà dangereux, remplit son rôle de contagionnant avec d'autant plus de sûreté et de facilité qu'il est considéré comme absolument sain, et qu'il demeure au milieu des autres enfants, ayant avec eux des contacts répétés et des plus variés. Avant de passer dans la catégorie des douteux, le morbilleux appartient donc à une autre catégorie de contagieux, contre laquelle la prophylaxie paraît impuissante. Cependant la connaissance de la durée de l'incubation permet de résoudre cette difficulté et d'isoler, dès avant le début de l'invasion, tout sujet qui, ayant eu un contact avec un morbilleux, a pu ainsi contracter sa maladie. L'incubation vraie étant de 8 jours au moins, et celle de l'exanthème étant presque toujours égale ou inférieure à 15 jours, il suffira d'isoler l'enfant « suspect » pendant 15 jours à partir du contact incriminé. On doit donc, pour éviter la contagion par les morbilleux méconnus, poser comme une loi formelle que « tout enfant qui, à l'intérieur d'un hospice ou d'un hôpital, s'est trouvé exposé à contracter la rougeole, doit être déclaré suspect, et mis à ce titre en quarantaine, pendant une période de 15 jours pleins au minimum ». Cette loi, doit s'étendre non seulement aux enfants qui ont eu un contact avec un morbilleux dans l'intérieur de l'établissement (suspects intérieurs), mais encore à tous enfants qui sont admis dans cet établissement, et qui, avant leur entrée, ont pu subir au dehors la contagion de la rougeole (suspects extérieurs représentés par tous les entrants). Il arrive, en effet, très fréquemment, dans les hôpitaux, qu'un enfant admis dans les salles communes pour une affection réputée banale, se trouve alors en incubation d'une rougeole qui ne tarde pas à évoluer, et à devenir l'origine d'une petite épidémie. De même à l'hospice des Enfants-Assistés, il entre chaque

— 68 —

année un certain nombre d'enfants contagionnés au-dehors, mais qui paraissent absolument sains au moment de leur admission ; aucun signe ne permet de prévoir chez eux l'invasion prochaine d'une rougeole latente ; c'est seulement peu de jours après, que débute d'une façon plus ou moins insidieuse l'affection morbilleuse qu'ils ont apportée du dehors et qu'ils transmettent, en toute sûreté, aux enfants sains parmi lesquels ils se trouvent placés. Tous les enfants qui pénètrent dans un établissement hospitalier constituent donc une classe spéciale de suspects, à laquelle il n'est pas moins nécessaire d'appliquer un isolement préventif de 15 jours au moins à partir de la date de leur entrée. Cet isolement préventif de tous les entrants avant leur admission dans les services communs permettrait aux rougeoles en incubation de se manifester nettement par l'apparition de l'exanthème, et s'opposerait ainsi à l'importation de la maladie.

L'isolement des douteux réalisé pour la première fois par Rauchfuss, à l'hôpital du Prince d'Oldenbourg, à Saint-Pétersbourg, à l'aide de petites chambre d'observation annexées au service de la consultation, se trouve actuellement réalisé dans tous les hôpitaux de construction récente, et même dans les anciennes constructions hospitalières, telles que l'hôpital Trousseau, où un service complet de douteux a été récemment construit. Au contraire, l'isolement des suspects est à peu près négligé dans la plupart des hôpitaux d'enfants. Dans certains hôpitaux modèles, il est vrai, tel que l'hôpital du Prince d'Oldenbourg à St-Pétersbourg, et l'hôpital St-Wladimir, à Moscou, la distribution des malades quels qu'ils soient en petits groupes dans des petites salles distinctes, rend très facile la mise en quarantaine de toute une salle dans laquelle s'est déclaré un cas contagieux ; mais les anciens monuments hospitaliers, aux salles immenses renfermant un grand nombre de malades ne se prêtent nullement à ces mesures préventives, et cette organisation défectueuse s'est traduite à l'hôpital Trousseau, et aux Enfants-Malades par une exagération paradoxale (1) des cas intérieurs de rougeole,

(1) A l'hôpital Trousseau, depuis l'isolement des rougeoles dans un pavillon spécial (27 juillet 1889) le nombre de cas intérieurs (qui se sont déclarés plus de 13 jours après l'admission) n'a pas diminué.

Avant l'isolement, il y a eu :

En 1886... 47 cas intérieurs pour 212 admissions à la rougeole.
  1887...   70   —   323   —   —
  1888... 110   — | 803   —

depuis que fonctionnent les services d'isolement. Quant aux mesures de protection contre la classe de suspects extérieurs, elles n'ont été réalisées jusqu'ici, que dans un seul hospice, l'hospice des Enfants-Assistés, mais d'une manière incomplète par la création, en 1886, d'un service spécial d'observation fort rudimentaire, et dans un seul hôpital, celui des Enfants-Malades, où M. Grancher, en isolant pendant 20 jours, à l'aide du box tous les enfants qui entrent dans ses salles et qui n'ont point eu la rougeole, est arrivé grâce à l'antisepsie médicale, à supprimer presque totalement la contagion intérieure parmi les enfants du service de clinique infantile.

L'isolement individuel et l'isolement en commun semblent ici encore s'opposer l'un à l'autre ; mais il est à remarquer qu'ils sont appliqués dans des milieux absolument différents. A l'hospice des Enfants-Assistés, il s'agit en effet d'enfants sains qu'on ne peut songer à immobiliser dans un lit pendant 15 à 20 jours, et qui doivent pouvoir prendre librement leurs ébats avec quelques autres enfants de leur âge. Au contraire, dans un hôpital, les enfants admis dans les salles sont des malades pour lesquels le séjour permanent au lit est en quelque sorte obligé, et qui ne souffrent nullement de la séquestration dans le box.

L'isolement des entrants, au moyen d'un service de quarantaine, d'une sorte de lazaret, doit se rapprocher cependant le plus possible de l'isolement individuel. Supposons, en effet, un lazaret composé de dortoirs assez vastes, d'un réfectoire commun et d'une salle unique de récréation, c'est-à-dire, un service dans lequel tous les enfants se trouveraient réunis en un seul grand groupe, et où les nouveaux arrivés seraient placés à côté d'enfants qui terminent leur période

Après l'isolement :
    En 1889...   75 cas intérieurs pour 364 admissions au pavillon.
        1890... 111   —   472   —   —
        1891...   81   —   315   —   —
A l'hôpital des Enfants-Malades, où l'isolement se fait dans les bâtiments communs, le nombre de cas intérieurs de rougeole a paru plutôt augmenter.
Avant l'isolement actuel :
    En 1884, il y a eu 74 cas intérieurs pour 136 admissions à la rougeole.
        1885   —   60   —   361   —   —
Après l'isolement (1er janvier 1886) :
    En 1886, il y a eu 136 cas intérieurs pour 104 admissions à la rougeole.
        1887   —   132   —   515   —   —
        1891   —   166   —   509   —   —

d'observation, et qui le lendemain ou le surlendemain doivent être admis définitivement dans les services communs. Ce lazaret laisserait évidemment trop de prise à la contagion : il suffirait de la présence d'un morbilleux venu du dehors pour engendrer une épidémie portant, en 2 ou 3 poussées successives à 12 ou 13 jours d'intervalle, sur presque la totalité de la population du lazaret au moment de cette importation. De plus, pour empêcher que cette épidémie ne se propage dans les autres services, il faudrait immédiatement cesser les envois quotidiens d'enfants sur les services communs, et même réintégrer les enfants sortis du lazaret dans les 4 jours qui ont précédé l'éruption du contagieux. D'autre part, pour éviter la contamination des nouveaux entrants par les anciens, il serait nécessaire alors de dédoubler le service du lazaret, en formant un groupe spécial pour ces nouveaux, et en supprimant toute nouvelle admission dans le groupe des anciens qui seraient soumis à une période nouvelle d'observation jusqu'à ce que l'épidémie s'éteigne d'elle-même, le plus souvent faute d'aliments. L'immobilisation au lazaret d'un groupe aussi considérable de suspects pendant un temps très long (30, 45 et même 60 jours, suivant le nombre de poussées que comprendrait l'épidémie) aurait pour conséquence de provoquer l'encombrement de ce service et de créer les plus grandes difficultés pour la réception ultérieure des entrants.

Au contraire, un lazaret comprenant une série de petites salles de 6 lits au plus, assez isolées les unes des autres pour qu'il n'y ait aucune communication possible entre les enfants de salles différentes, ne présente aucun de ses inconvénients. La contagion due à l'arrivée d'un morbilleux dans une des chambres ne pourra s'exercer que sur les 4 ou 5 occupants de cette chambre, et non sur tous ceux qui se trouvent à ce moment au lazaret ; de plus, le petit nombre de ces contagionnés probables se prête facilement à une nouvelle quarantaine sans que le fonctionnement normal du lazaret soit entravé. Enfin, cette disposition par petites chambres permet d'attribuer une chambre ou deux à tous les entrants d'un jour, et d'empêcher ainsi toute communication entre les enfants dont la période d'observation commence et ceux pour lesquels elle se termine.

C'est donc un service composé de petites salles, en nombre suffisant, bien isolées les unes des autres, et desservies chacune par une infirmière, qui réaliserait, dans un établissement d'enfants valides comme l'hospice des Enfants-Assistés, les meilleures conditions pour la mise en quarantaine des entrants ; tandis que, à notre avis du moins, l'isolement des petits arrivants malades dans les hôpitaux trouve sa réalisation, sinon la plus facile, du moins la plus parfaite dans l'isolement individuel tel que le pratique M. Grancher.

Pour éviter la contagion de la rougeole, il faut donc soumettre à l'isolement, non seulement les morbilleux avérés, mais encore les douteux et tous les suspects, suspects intérieurs et suspects extérieurs. Mais qu'elle sera la durée de l'isolement pour les enfants de chaque catégorie ?

1° Les entrants (suspects extérieurs) devront être mis en observation pendant une période de 15 ou 16 jours (Layet), de sorte qu'un enfant contagionné au dehors, quelques jours avant son entrée ou même la veille de son admission, puisse présenter l'éruption caractéristique pendant son séjour au lazaret, ou sa quarantaine dans le box.

2° Les enfants d'une salle rendus suspects par suite du séjour d'un morbilleux parmi eux seront mis en suspicion, dans cette salle même, qui sera fermée aux nouveaux entrants, pendant 16 jours à partir du départ du morbilleux : si aucun cas de rougeole ne se déclare à la fin de cette période d'observation, les enfants seront rendus à la libre pratique ; au contraire, si quelques enfants ont été contagionnés, la mise en observation, à l'état de groupe fermé, sera prolongée jusqu'à l'extinction complète de l'épidémie, c'est-à-dire au delà de 10 à 20 jours sans cas nouveaux et sans sortants suspects (Bard). Pendant cette période d'observation des suspects, les nouveaux entrants seront reçus dans une autre salle du service.

3° Pour les douteux, l'isolement devra être égal à la durée de la période d'invasion, c'est-à-dire à 4 ou 5 jours ; en général l'éruption viendra beaucoup plus tôt confirmer le diagnostic resté en suspens. Les enfants chez lesquels l'éruption n'apparaîtrait pas dans ce délai de 4 à 5 jours pourront être rendus à la libre pratique.

4° Le temps pendant lequel doit être isolé le morbilleux avéré est déterminé par la durée de la période contagieuse. Or nous savons que, même pour les cas compliqués où elle paraît persister longtemps, la contagiosité de la rougeole s'éteint rapidement et disparaît dans les douze jours qui suivent la date de l'éruption. S'il peut donc être dangereux de renvoyer les convalescents parmi les enfants sains moins de 15 jours après le début de l'exanthème. Il est cependant inutile de garder au delà de ce terme les sujets dont le catarrhe bronchique a disparu. Un séjour plus prolongé au milieu des autres morbilleux pourrait en outre provoquer chez nos petits convalescents l'apparition d'infections secondaires ; aussi M. Hutinel renvoie-t-il ces enfants le 15e jour qui suit l'éruption, après leur avoir fait donner, par précaution, un bain au sublimé suivi d'un lavage soigneux de la bouche, du nez, etc., et d'une toilette complète avec du linge et des vêtements passés à l'étuve. M. Sevestre, alors qu'il était médecin de l'hospice des Enfants-Assistés, a renvoyé très souvent des enfants au 8e jour après l'éruption, et il n'a jamais observé de cas de contagion ; mais devant des faits précis de contagion par un morbilleux arrivé au 11e jour après l'éruption, il vaut mieux prolonger de quelques jours l'isolement : c'est ainsi que le Conseil d'hygiène de la Seine, dans les instructions récentes qu'il a données sur les « mesures prophylactiques à prendre contre la rougeole », a limité à 18 jours à partir du début de l'éruption le temps pendant lequel les enfants qui ont eu la rougeole ne doivent pas retourner à l'école.

Après avoir exposé les règles générales de la prophylaxie de la rougeole dans les établissements hospitaliers, appliquons maintenant ces règles à l'hospice des Enfants-Assistés en examinant quels sont les mesures prises actuellement dans cet hospice contre la diffusion de la rougeole, et en recherchant quelles seraient les améliorations nécessaires pour y réaliser une prophylaxie absolument efficace.

Si la lutte contre la rougeole n'est devenue plus rigoureuse et plus efficace que depuis un petit nombre d'années, il n'en faut pas moins reconnaître que les efforts les plus louables avaient été tentés depuis longtemps déjà.

Ainsi en 1860, à la suite d'une enquête sur les causes de l'excessive mortalité qui régnait à l'hospice et sur les moyens d'y remédier, il avait été reconnu que le séjour de l'hospice était défavorable aux enfants les plus jeunes, en raison de l'encombrement et du danger de contagion des maladies de l'enfance. Une première mesure utile, ayant pour but de diminuer l'encombrement, et d'abréger le plus possible le séjour de toute une catégorie d'enfants contagionnables avait donc été réalisée par l'envoi presque immédiat à la campagne des enfants assistés. Cette mesure est encore actuellement en vigueur, et les enfants assistés ne font que passer à l'hospice où ils séjournent en moyenne de 24 à 36 heures seulement. Ces enfants rapidement enlevés au milieu hospitalier, fourniraient donc un très faible tribut aux maladies contagieuses, si un certain nombre d'entre eux ne devaient être conservés à l'hospice en raison de leur état de faiblesse ou de maladie.

Établissement de Thiais.

Une mesure du même genre, c'est-à-dire tendant à diminuer les dangers de l'encombrement à l'hospice, et le nombre des cas de contagion intérieure, spécialement des cas de rougeole, a été prise en 1881, à l'instigation de Parrot, à l'égard des enfants du Dépôt.

En effet, depuis le 1er janvier 1881, les enfants du Dépôt âgés de 1 à 6 ans ne sont plus gardés à l'hospice ; ils sont dirigés sur Thiais, dans un petit immeuble situé à six kilomètres de Paris.

Cet immeuble spécialement réservé aux enfants du Dépôt, à l'exclusion des enfants assistés, contient 100 lits, et possède une petite infirmerie et quelques salles d'isolement pour recevoir les enfants qui tombent malades, en attendant leur transport à l'hospice.

L'envoi à la campagne, dans la succursale de Thiais, des enfants les plus jeunes du Dépôt a été sans doute une mesure éminemment favorable à la santé de ces enfants, sur lesquels se faisaient particulièrement sentir les effets désastreux d'un séjour prolongé à l'hospice ; mais au point de vue de la contagion de la rougeole, l'établissement de Thiais n'a pas donné les résultats qu'en espérait Parrot : les enfants, bien qu'ils fussent envoyés à Thiais, le lendemain même de leur admission ne tardaient pas à revenir à l'hospice avec une éruption de rougeole. Pour expliquer la fréquence inattendue de la contagion morbilleuse à Thiais, on pensa d'abord à incriminer la voiture unique qui servait aux transports alternatifs des enfants sains envoyés à Thiais, et des enfants malades ramenés à Paris. Deux voitures, l'une pour les transports d'enfants sains, l'autre pour les enfants malades furent mises alors en service ; malgré cette tentative, les enfants continuèrent à revenir de Thiais avec la rougeole. La succursale de Thiais était devenue elle-même un séjour dangereux par la fréquence des cas de contagion : au lieu d'être un service de protection, elle devait, comme tout autre service de l'hospice, être

protégée elle-même contre l'importation extérieure de la rougeole.
Le seul remède à apporter était de n'envoyer ces enfants à Thiais
qu'après les avoir soumis à une période d'observation de 15 jours au
moins. Cette réforme fut tentée, comme nous le verrons plus loin,
par la création à l'hospice d'un petit lazaret destiné surtout aux
enfants qui doivent être envoyés à Thiais. Mais par suite de son exiguïté et des conditions défectueuses que présente ce lazaret, un certain nombre d'enfants en incubation de rougeole arrivent encore
chaque année à la succursale de l'hospice, soit parce qu'ils ont fait
un séjour trop court au lazaret, soit parce qu'ils y ont pris la rougeole,
soit encore parce qu'ils ont été envoyés à Thiais sans passer par le
lazaret. Ces rougeoles contractées au dehors de la succursale sont
l'occasion de petites épidémies qui se prolongent souvent très longtemps par suite de l'arrivée de nouveaux sujets contagionnables : au
mois de février 1890, une de ces épidémies a pris une telle extension
que le service d'isolement de l'hospice est devenu insuffisant, et
qu'il a été nécessaire de diriger sur un autre hôpital 33 morbilleux
venus de Thiais.

Malgré l'installation du lazaret, la rougeole est donc encore très
fréquente dans l'établissement de Thiais ; cette constatation résulte
de l'étude attentive que nous avons faite des cas de rougeole observés à la succursale en 1891, et du tableau suivant, dans lequel nous
avons noté, pour les quatre dernières années, la morbidité rubéolique,
d'après le nombre de rougeoles qui se sont déclarées à Thiais, et qui
ont été envoyées directement aux pavillons d'isolement.

Morbidité rubéolique à Thiais.

ANNÉES	POPULATION	ROUGEOLES	MORTALITÉ
1888	872 admissions	85 cas	10 0/0
1889	1069 »	64 »	8 0/0
1890	1379 »	106 »	7 0/0
1891	1310 »	63 »	5 0/0

Cette morbidité paraîtra assurément assez élevée, surtout si l'on
tient compte de ce fait que les enfants admis à Thiais n'y séjournent
guère que pendant un temps moyen d'un mois environ. Cependant

Il ne faudrait pas conclure que le lazaret n'a exercé aucune action sur la morbidité rubéolique de Thiais ; au contraire, nous verrons plus loin que l'influence exercée sur le nombre des rougeoles ramenées de Thiais par ce lazaret rudimentaire et défectueux à beaucoup d'égards, a été assez sensible pour autoriser les espérances les plus sérieuses sur l'efficacité absolue d'un service d'observation installé dans de meilleures conditions.

Les mesures dont nous venons de parler avaient pour but de combattre indirectement les ravages causés à l'hospice par les maladies contagieuses, en éloignant d'un milieu dangereux la partie de la population qui présentait la plus faible résistance aux influences morbifiques ; mais les mesures directes prises contre la contagion de la rougeole ont été plus tardives, et c'est seulement depuis le commencement de l'année 1886, que fonctionne un système régulier de prophylaxie comprenant des mesures d'isolement appliquées aux trois catégories de suspects, de douteux et de morbilleux avérés.

Isolement des suspects.

Il existe, ainsi que nous l'avons vu, deux classes de suspects : les suspects venus du dehors, c'est-à-dire tous les nouveaux admis à l'hospice, et les suspects intérieurs représentés par les enfants d'une salle ou d'une section de l'hospice dans laquelle vient de se déclarer un cas de rougeole. L'isolement des premiers se trouve réalisé, du moins partiellement, par leur admission dans un lazaret d'observation ; au contraire l'isolement des suspects intérieurs a été jusqu'ici presque impraticable, car il suppose nécessairement que le lazaret soit un filtre parfait, ne laissant échapper que tout à fait exceptionnellement un cas de rougeole dans les services intérieurs qu'il doit desservir. Après avoir étudié le lazaret et son fonctionnement, nous montrerons donc les mesures qu'il faudrait appliquer dans chaque service à ces suspects intérieurs.

A. *Lazaret.* — L'idée première d'un service d'observation pour les entrants avant leur admission, soit dans les infirmeries, soit dans les divisions, appartient à Parrot : « Parmi les améliorations à effectuer à l'hospice, disait Parrot, en 1882, à l'Académie de médecine, il y a longtemps que je demande ce que j'appelle un lazaret, c'est-à-dire des salles d'isolement où les enfants suspects de maladies contagieuses seraient admis à leur entrée à l'hospice..... J'ai formulé ce vœu à l'Assistance publique, au Conseil supérieur de la protection de l'enfance, au Comité de surveillance de l'Assistance publique, enfin tout récemment aux inspecteurs MM. Foville et Lunier que le ministre de l'Instruction publique a envoyés à l'hospice ».

En effet dans le rapport du Dr Foville, nous trouvons ces lignes où il expose, d'après Parrot, le projet d'un quartier d'observation, qui lui parait vraiment nécessaire : « On pourrait, dit-il, trouver sur « le terrain situé à gauche de l'hospice, la facilité d'organiser un « quartier réellement indispensable que l'on désire depuis longtemps « à l'hospice des Enfants-Assistés, et que l'on a pris l'habitude d'ap- « peler d'avance le lazaret. Aujourd'hui lorsqu'un enfant est amené « à l'hospice, en dépôt, on ne peut le placer que dans les divisions « avec les enfants bien portants ou à l'infirmerie avec ceux qui sont « tout à fait malades : il n'y a pas d'intermédiaire possible. Mais il y « a des cas très nombreux, où l'enfant aurait besoin d'être soumis à « une période d'observation, afin qu'il soit possible de déterminer « son état de santé, et où l'absence de ce quartier d'attente a les « plus graves inconvénients. Qu'un enfant arrive, comme cela est « fréquent, dans la période d'incubation d'une fièvre éruptive, sans « que celle-ci soit encore déclarée, il peut être envoyé, comme bien « portant, dans les divisions, et là il sèmera sa maladie autour de « lui. Qu'il paraisse un peu malade, sans l'être réellement, comme « cela est loin d'être rare, il peut être envoyé directement à l'infir- « merie, où souvent il contracte une maladie mortelle, dont il n'avait « pas le germe ». M. Foville ajoute que ce lazaret servirait en même temps à recevoir les enfants admis depuis un certain temps déjà à l'hospice, pour les mettre en observation lorsqu'ils paraîtraient présenter les symptômes prodromiques d'une affection contagieuse. Pour lui et pour Parrot, le lazaret devait donc recevoir à la fois les suspects et les douteux : cependant leurs sollicitations n'obtinrent pas gain de cause, du moins immédiatement ; ce fut seulement en 1886, qu'un service bien rudimentaire fut ouvert, sur les nouvelles instances de M. Sevestre, alors médecin de l'hospice, pour recevoir les enfants à leur arrivée à l'hospice, et les tenir en observation pendant un certain nombre de jours avant de les réunir aux autres enfants de l'établissement ou de Thiais.

Ce service, inauguré le 25 mai 1886, est installé à gauche de la cour d'entrée de l'hospice, au rez-de-chaussée d'anciens bâtiments qui répondent mal aux exigences d'un service aussi important (1). Il se compose de 4 salles, contenant chacune 8 lits, dont deux petites et deux grandes. Les deux petites salles, éclairées d'un seul côté et par deux fenêtres seulement, sont froides et humides ; elles sont carrelées et blanchies à la chaux ; le chauffage, tout à fait primitif, s'y fait par un simple poêle de fonte. Elles sont mal aérées, et leur cube d'air est seulement de 100 m. c., soit 12 m. c. par lit. Ces deux petites salles ne sont séparées l'une de l'autre que par un petit couloir et sont également en communication presque directe avec les deux grandes salles, dont elles ne sont séparées que par l'office du service.

Les deux autres salles, un peu plus grandes, représentent un cubage de 17 m. c. 5 par lit, elles sont parquetées et beaucoup moins humides que les deux premières ; chacune d'elles est éclairée par deux grandes fenêtres et une porte vitrée, mais elles communiquent librement entre elles par une porte vitrée.

A ce service sont annexés un office, une lingerie et un lavabo unique, avec closets et vidoir. Mais il n'existe pas de préau couvert pour les récréations des enfants, qui doivent rester dans les dortoirs lorsque la pluie ou la température ne permet pas de les faire jouer dans leur jardin. Les enfants sont de plus obligés de prendre en commun leurs repas dans une des salles qui servent de dortoirs.

En raison de l'exiguïté extrême des locaux qui leur sont consacrés, les enfants du lazaret sont réunis en un seul groupe de telle sorte que si un cas de rougeole se produit parmi eux, la plupart de ceux qui se trouvent en ce moment au lazaret sont contagionnés. De même, en raison de l'insuffisance du nombre des lits (32 lits), les enfants qui passent par le lazaret ne peuvent y séjourner pendant un temps assez long pour permettre une quarantaine sérieuse et efficace.

Cette période d'observation est quelquefois limitée à quelques jours seulement : nous en trouvons une preuve dans les deux cas de rougeole ramenés de Thiais, en 1891, l'un le huitième jour, l'autre le dixième jour après leur entrée à l'hospice. Ces deux enfants n'avaient donc séjourné au lazaret que pendant 3 ou 4 jours. Cette période d'observation ainsi écourtée est donc trop souvent illusoire.

Enfin, le lazaret devrait théoriquement recevoir dès leur arrivée,

(1) Depuis son ouverture jusqu'au 1er janvier 1892, ce service a reçu 1,516 enfants, dont 755 en 1891.

sans exception de catégorie, sinon tous les enfants qui entrent à l'hospice, du moins tous ceux qui, par leur âge, sont désignés comme suspects, c'est-à-dire tous les enfants de 1 à 5 ans, au moins. En réalité, par suite du nombre restreint des lits, il n'y passe guère que les enfants du dépôt (1) âgés de 2 à 5 ou 6 ans qui doivent être dirigés sur Thiais. Les autres enfants, jusqu'à l'âge de 3 ou 4 ans pour les enfants assistés, de 1 à 2 ans pour les enfants du dépôt, sont placés directement à la crèche ou dans le quartier des Sevrés.

Fonctionnement du lazaret. — Les enfants qui paraissent souffrants à leur arrivée à l'hospice, sont envoyés immédiatement (par l'interne) dans les services d'enfants malades. Les autres sont envoyés au lazaret, toutes les fois qu'il ne se trouve pas trop encombré, et lorsque, par leur âge, ils semblent devoir passer par ce service. Le lendemain de leur entrée, ils sont examinés par le médecin qui ne les maintient au lazaret qu'autant qu'ils sont en bonne santé. Ils séjournent alors dans ce service pendant une période qui devrait être de 15 jours pleins, mais qui souvent est réduite à 10 jours, et même à quelques jours seulement. Le séjour est donc en général trop court.

Durant leur séjour au lazaret, s'ils tombent malades, ils sont envoyés, soit dans les infirmeries, soit dans les pavillons d'isolement ou de douteux. S'ils restent bien portants jusqu'à la fin de leur période d'observation, les enfants qui doivent rester à l'hospice sont dirigés vers la crèche ou dans les divisions, tandis que les enfants de 2 à 5 ans, que la maladie de leurs parents doit retenir assez longtemps à l'hospice, sont dirigés sur Thiais.

Lorsqu'un enfant du lazaret est atteint de rougeole, il est envoyé au pavillon spécial. Tous les enfants qui se trouvaient avec lui sont alors gardés à l'hospice, au lazaret, pendant une période de 15 jours, pour permettre aux enfants contaminés par le premier d'être reconnus et envoyés au pavillon. Leur envoi à Thiais ou dans les autres sections de l'hospice est ajourné : ils restent au lazaret, mais ils sont rassemblés en un groupe fermé dans une ou deux salles du lazaret, tandis que les nouveaux arrivants à l'hospice sont reçus dans les autres salles du lazaret.

On évite ainsi la contagion possible entre les enfants ayant eu

______

(1) Au 31 décembre 1891, la population du lazaret comprenait 37 enfants dont 1 enfant assisté et 26 en dépôt.

contact avec un petit morbilleux et les enfants nouvellement arrivés a l'hospice. Cette mesure est certainement utile, mais la conglomération habituelle des enfants en un seul groupe est une cause encore trop efficace de diffusion. En effet, en 1891, 36 enfants, malgré les précautions prises, ont été contaminés au lazaret ; parmi ces 36 cas intérieurs, attribuables au lazaret, 4 ont été dirigés sur Thiais et sont revenus avec l'éruption morbilleuse quelques jours après leur arrivée à la succursale de l'hospice.

Bien que son insuffisance et sa mauvaise installation soient bien reconnues, le lazaret parait cependant avoir donné quelques résultats favorables, et avoir diminué en particulier le nombre des cas intérieurs de rougeole à Thiais.

En effet, voici d'après M. Peyron, directeur de l'Assistance publique, le nombre des enfants qui ont été renvoyés à l'hospice, pour cause de rougeole, pendant l'année qui a précédé l'ouverture du lazaret, et les deux années (1) qui l'ont suivie.

Avant l'ouverture :

Année 1885-1886 (25 mai à 24 mai), 152 rougeoles ont été ramenées de Thiais.

Après l'ouverture :

Année   1886-87........ ......   64 rougeoles ramenées.
Année   1887-88............... 61   —   —

« Ces chiffres, ajoute M. Peyron, démontrent l'utilité du lazaret, même avec son organisation insuffisante. Mais il y a un progrès à compléter, et il n'y a pas de meilleur emploi à faire du terrain acheté à la Ville, et dont nous disposons maintenant, que d'y établir un lazaret permettant de recevoir tous les enfants et de les tenir en observation pendant une période de temps suffisante. »

Le lazaret a eu également une influence sur le nombre des malades atteints d'autres affections contagieuses ramenés de Thiais. Ainsi en comparant les deux années 1885-86 (avant l'ouverture) et 1886-87 (après l'ouverture du lazaret) M. Peyron a observé une dimi-

---

(1) Nous avons donné plus haut le nombre des rougeoles ramenées de Thiais, depuis 1888 jusqu'en 1891 inclusivement.

nution des cas de diphtérie, de coqueluche, scarlatine, qui ont été réduites :

Pour la diphtérie   de 16 cas à 3 cas seulement.
»   coqueluche   » 24   » » 13 »   »
»   scarlatine   » 26   » » 3   »   »

Ces résultats quoique bien restreints, ne peuvent être méconnus et donnent au lazaret actuel la valeur d'une expérience concluante, en faveur de l'installation d'un lazaret bien installé, et répondant aux besoins de l'hospice.

En tout cas, avec le lazaret actuel, il faudrait, au risque de diminuer les envois à Thiais, que tous les enfants dirigés sur cette succursale aient subi une quarantaine suffisamment prolongée au lazaret (15 jours au moins) pour que nul enfant ne puisse arriver à Thiais en puissance de rougeole. Cette affection devrait donc dès maintenant disparaître de Thiais, et ce desideratum est, nous semble-t-il, facile à obtenir.

Il n'est pas toutefois désirable que le lazaret actuel continue à fonctionner; au contraire, il est profondément regrettable que des décisions fermes n'aient pas été prises et que ce lazaret provisoire n'ait été remplacé depuis longtemps par un service d'observation, dont l'installation serait basée sur la connaissance exacte du mode de propagation de la rougeole, et sur les règles que nous avons essayé de tracer plus haut pour l'établissement d'un service de ce genre.

La nécessité de cette création reconnue d'abord par Parrot, admise par Foville et par M. Peyron, a été fortement établie par M. Sevestre à la Société médicale des hôpitaux en 1889, et à plusieurs reprises par notre excellent maître M. Hutinel, devant le Conseil de surveillance de l'Assistance publique ; nous-même, avec notre maître M. Hutinel, nous sommes profondément convaincus que cette seule mesure pourra enrayer la diffusion de la rougeole à l'intérieur de l'hospice.

Voici d'ailleurs comment nous comprenons l'installation et le fonctionnement de ce service.

Le lazaret devrait être composé d'une série de petites chambres de 6 lits au plus, parfaitement isolées les unes des autres, et possédant chacune d'un petit préau couvert et vitré, lequel servirait aux jeux et aux repas des enfants, et qui donnerait sur un petit enclos gazonné où les enfants pourraient s'ébattre librement pendant plusieurs heures chaque jour. Chacune de ces petites salles serait desservie par une infirmière, laquelle serait tenue à certaines précautions antiseptiques, lorsqu'elle entrerait en contact avec les infirmières des salles voisines.

Chaque jour, les entrants seraient répartis entre 1 ou 2 salles, où ils demeureraient en observation pendant 15 jours pleins.

Tous les enfants de 1 an à 5 ou 6 ans, sans exception aucune, à quelque catégorie qu'ils appartinssent, devraient passer par le lazaret, avant d'être admis dans les autres sections de l'hospice. Le nombre considérable des enfants de 1 à 6 ans qui entrent chaque année à l'hospice (800 assistés et 1500 enfants du Dépôt au maximum) nécessiterait un lazaret de 120 lits environ, réparti en chambres de 6 lits, au nombre de 15, pour les entrants de chaque jour, et en 10 chambres à 2 et à 4 lits pour les quarantaines supplémentaires, ou pour recevoir l'excédent des entrants d'une journée, lorsque le nombre de ces entrants serait supérieur à six.

Les enfants restés sains pendant toute la durée de leur séjour, seraient dirigés à la fin de leur quarantaine soit à Thiais, soit dans la section de l'hospice (1) réservée aux enfants de un à cinq ans (section des sevrés et des petits), mais pendant les deux ou trois jours qui précéderaient leur renvoi du lazaret, il serait utile, pour se mettre en garde contre les cas, peu fréquents du reste, de rougeole à incubation prolongée, de prendre la température des enfants matin et soir, et de prolonger de quelques jours leur quarantaine, s'ils présentaient un certain degré d'élévation thermique.

S'ils tombaient malades pendant leur séjour au lazaret, ou encore

___

(1) Les salles du lazaret actuel devenues libres par la construction d'un nouveau lazaret, pourraient être consacrées avec grand avantage aux enfants de 1 à 5 ans, qui doivent être gardés peu de temps à l'hospice, aux enfants assistés surtout. En effet, cette affectation nouvelle de l'ancien lazaret aurait le double avantage :

1° De supprimer le quartier actuel des sevrés, quartier peu salubre, et dont les enfants, confinés au 1er étage, ne peuvent jouer dans les jardins ;

2° De recevoir, outre les sevrés, les petits babys de moins de 5 ans qui sont actuellement reçus dans les divisions avec des enfants beaucoup plus âgés.

On créerait ainsi une nouvelle division pour « les sevrés et les petits ».

s'ils paraissaient souffrants au moment de leur entrée, les enfants seraient dirigés dans un des services de l'infirmerie, suivant le cas. Mais ils devraient être placés, dans ces services, en observation dans le box et soumis aux mesures d'antisepsie médicale, pendant un nombre de jours suffisant pour compléter leur quarantaine. On évitera ainsi que des enfants passant en médecine ou en chirurgie pour une affection réputée banale, mais atteints en réalité de rougeole, ne contaminent les enfants de ces services.

Si enfin un cas de rougeole se déclarait dans une des salles du lazaret, les 4 ou 5 autres enfants occupant la salle seraient soumis à partir du départ du contagieux, à une quarantaine nouvelle assez prolongée pour qu'il soit absolument certain qu'aucun de ces suspects ne portera la rougeole aux enfants valides.

Il est en outre entendu que les mesures d'antisepsie ne seront pas négligées, et que chaque infirmière évitera d'entrer dans les salles voisines et de toucher les enfants de ces salles. Chaque fois aussi qu'un petit morbilleux aura séjourné dans une salle, son lit sera tout au moins lavé au sublimé, et tous les objets qui auront pu lui servir seront passés à l'étuve.

B. — *Isolement des suspects intérieurs.* — Les enfants de 1 à 5 ans admis à l'hospice, devant être envoyés à Thiais ou dans la division « des sevrés et des petits » passeraient donc seuls par le lazaret. Comment donc réaliser, dans les autres services (crèche, divisions, médecine, chirurgie, etc.) les mesures contre les suspects extérieurs et surtout contre les suspects intérieurs.

La crèche, par suite de la suppression du quartier des sevrés ne recevrait plus que des nourrissons. La rougeole y serait donc très rarement importée, d'une part, à cause de la réceptivité assez faible des nourrissons pour cette affection, et d'autre part, à cause de leur envoi à la campagne dans un délai très court. Cependant, outre la suppression du quartier des sevrés, deux innovations devraient être adoptées pour empêcher la rougeole de pénétrer dans la crèche par les enfants des autres services. Il faudrait, en premier lieu, que la crèche constitue un service absolument distinct des autres, et ne pouvant avoir avec les services voisins de chirurgie ou de médecine aucune communication directe ; il serait donc nécessaire de condamner absolument les portes qui permettent des rapports trop faciles entre le personnel de la crèche et ceux des infirmeries. En second lieu, la consultation médicale qui se fait chaque matin à la crèche pour tous les entrants du jour précédent devrait être faite dans un local isolé, où les enfants seraient examinés successivement par petits groupes distincts correspondant chacun à l'une des sections de l'hospice.

Grâce à ces mesures, la contagion morbilleuse serait bien peu fréquente à la crèche. Cependant si un cas de rougeole venait à s'y déclarer, il serait facile de mettre en quarantaine tous les nourrissons devenus suspects, grâce aux deux salles devenues libres du quartier des Sevrés. Ce groupe de petits suspects serait donc tenu en observation dans le vieux quartier de Sevrés, tandis que les nouveaux nourrissons entrants seraient placés dans la grande salle de la crèche.

Si un nourrisson paraissant malade devait être envoyé dans les infirmeries moins de 15 à 18 jours après son admission ou après l'apparition d'un cas de rougeole à la crèche, il devrait être soumis, dans le service où il serait transféré, à l'isolement par le box et l'antisepsie, pendant le nombre de jours nécessaire pour parfaire ce terme de 15 à 18 jours.

Les divisions, de même que la crèche seraient assez rarement visitées par la rougeole d'importation extérieure. En effet, sa population se composerait uniquement alors d'enfants âgés de 5 ans à 21 ans, c'est-à-dire d'enfants possédant pour la plupart l'immunité acquise par une première atteinte, et pour lesquels d'ailleurs la rougeole hospitalière a perdu presque toute sa gravité, comme nous le verrons d'après les tableaux statistiques que nous avons établis. Les cas extérieurs de rougeole déjà peu fréquents dans les divisions avec l'organisation actuelle (1 seul cas en 1891) seront encore plus rares, lorsque les enfants de moins de 5 ans n'y seront plus admis.

Mais, si dans l'une des divisions, un cas isolé de rougeole vient à faire son apparition, il suffira, après avoir isolé le morbilleux, de partager en deux groupes distincts la population de cette division : l'un des groupes sera constitué par les anciens occupants devenus suspects, et qui seront mis en quarantaine à l'état de groupe fermé pendant 15 jours au moins ; le second groupe sera formé par les nouveaux arrivants, qui de cette manière n'auront aucun contact avec le groupe suspect.

Enfin, voici comment on évitera qu'une rougeole à ses débuts puisse porter la contagion dans un autre service. Si un enfant des divisions paraissant malade, est transféré soit en médecine, soit en chirurgie moins de 15 à 18 jours après son entrée à l'hospice ou après le départ d'un morbilleux qui aurait pu le contagionner, cet enfant devra toujours être soumis, dans le service où il sera placé, à une courte quarantaine dans le box pour compléter les 18 jours qui permettront d'affirmer qu'il n'est pas atteint de rougeole.

La division des « enfants sevrés et des petits » et l'établissement de *Thiais*, dont les enfants passeraient tous sans exception par le lazaret, ne recevraient qu'exceptionnellement un cas de rougeole d'origine extérieure ou intérieure ; à la suite de cette importation, les mesures que nous avons indiquées pour les divisions seraient applicables. Il faudrait donc séparer la population en deux groupes, l'un de suspects, et l'autre formé par les nouveaux entrants. On veillerait également à ce qu'un enfant du groupe mis en quarantaine ne soit pas transféré dans un service de malades, sans prendre dans ce service les mesures d'isolement par le box, jusqu'à la fin de la quarantaine que cet enfant doit subir.

Médecine. Chirurgie. Isolement. — Dans les services d'enfants malades, on empêchera la contagion de s'exercer par les enfants nouvellement reçus dans leurs salles, en isolant dès son entrée, à l'aide du box et de l'antisepsie médicale, tout enfant arrivé à l'hospice depuis moins de 16 à 18 jours, ou encore tout enfant venu d'un groupe mis en quarantaine comme suspect ; cet isolement sera maintenu un petit nombre de jours suffisant pour compléter la période de 16 à 18 jours pendant laquelle ils sont suspects. Par exemple un enfant arrivant en médecine soit du lazaret le 12e jour après son entrée à l'hospice, soit d'un service où s'est déclaré 12 jours auparavant un cas de rougeole, sera mis en observation dans le box, pendant 4 ou 5 jours, à moins qu'une éruption caractéristique ne vienne mettre un terme à cette quarantaine, ce qui sera, sans doute, le cas le plus ordinaire.

Enfin les convalescents venant des pavillons d'isolement seront mis en quarantaine pendant 15 jours au moins, soit au lazaret, soit dans la salle de médecine dite des convalescents, avant d'être renvoyés dans les sections d'enfants valides. Les convalescents des services de médecine ou de chirurgie ne subiront pas habituellement cette mise en quarantaine, à moins toutefois qu'un cas de rougeole, chez un enfant non isolé dans le box, ne se soit déclaré moins de 16 jours auparavant dans la salle occupée par le convalescent.

En résumé, ces mesures que nous avons cru devoir exposer longuement, ont pour but :

1º De réduire au minimum, dans chaque service, la contagion par des rougeoles prises en dehors de ce service, en traitant en suspect tout enfant venu d'un service ou d'une salle suspecte ;

2º De restreindre le plus possible la contagion à l'intérieur d'une section quelconque de l'hospice, en créant à la suite de chaque importation un groupe fermé pour les anciens occupants considérés comme suspects, et un autre groupe isolé du premier pour les nouveaux entrants.

Ces mesures sont d'une réalisation simple et assez facile, sauf peut-être l'isolement dans le box de M. Grancher, qui présente ce désavantage de réclamer le concours de quelques infirmières capables d'appliquer avec rigueur les mesures d'antisepsie médicale. Cette difficulté, toute réelle qu'elle soit, n'est pas insurmontable, et nous croyons fermement que l'ensemble des mesures que nous venons d'exposer est seule capable de réduire à quelques cas seulement chaque année la contagion à l'intérieur de l'hospice, par la catégorie redoutable des suspects.

Isolement des douteux.

L'isolement des douteux, c'est-à-dire des enfants qui présentent des signes de catarrhe oculaire, nasal et bronchique assez nets pour faire soupçonner une rougeole au début, jusqu'à ce que leur maladie s'accuse par l'apparition de l'éruption et permette un diagnostic ferme et précis, se trouve réalisé à l'hospice des Enfants-Assistés à l'aide d'un pavillon spécial d'isolement.

Le pavillon des douteux terminé et inauguré au mois de mai 1886, était destiné primitivement à recevoir les convalescents de maladies contagieuses et surtout de rougeole. Au mois d'avril 1890, il a été transformé et aménagé, à l'instigation de M. Hutinel, pour recevoir les enfants qui présentent des signes encore peu caractérisés et mal déterminés d'une maladie contagieuse (diphtérie, rougeole, etc.), et pour lesquels le diagnostic reste incertain.

Situé au fond du jardin, loin de tout autre bâtiment, ce pavillon se compose d'un rez-de-chaussée, élevé au-dessus d'un sous sol. Il comprend plusieurs salles distinctes pour chacune des principales maladies contagieuses de l'enfance, et il est pourvu d'un personnel spécial logeant et prenant ses repas dans le pavillon même. Outre les salles destinées aux enfants, il comprend donc un office et un dortoir pour les trois infirmières du service.

Les salles d'observation sont au nombre de 4 ; complètement séparées les unes des autres par des cloisons vitrées, elles s'ouvrent toutes, à l'exception d'une seule, sur un couloir commun dont elles sont séparées par une cloison également vitrée.

La première salle, éclairée par une large fenêtre, reçoit les douteux soupçonnés de diphtérie ; elle contient trois lits et un berceau.

La seconde salle comprenant habituellement 4 lits, est affectée suivant les besoins du service, tantôt aux coquelucheux, tantôt aux scarlatineux douteux. Elle est également éclairée par une large fenêtre sans rideaux.

La troisième salle reçoit les enfants qui présentent quelques symptômes faisant songer à la période initiale de la rougeole. Éclairée comme les deux premières par une large fenêtre, elle contient comme elles quatre lits d'enfants.

La quatrième salle, un peu plus petite que les trois autres, ne donne pas sur le couloir, mais elle est commandée par la troisième et reçoit comme cette dernière salle les morbilleux douteux. Elle est éclairée par deux fenêtres et contient deux lits et un berceau. Le chauffage, qui se fait dans les trois autres salles à l'aide de petits calorifères, se trouve réalisé dans cette petite chambre par une cheminée à grille.

Ce pavillon est aménagé très convenablement ; il est sain, bien aéré, avec un cube d'air suffisant. Les murs peints à l'huile et le plancher à joints serrés se prêtent bien à la désinfection du pavillon. Il possède, dans le couloir, un lavabo pourvu de brosses et de solutions antiseptiques, où le personnel médical et hospitalier peut procéder facilement après chaque contact suspect à un lavage soigneux des mains.

Les lits qui ne possèdent ni rideaux, ni aucun ornement, sont métalliques, à sommiers métalliques ; ils sont d'une construction très simple, démontables et facilement stérilisables soit par les lavages au sublimé, soit par le passage à l'étuve.

Enfin il existe à l'entrée du pavillon un petit vestiaire, pourvu d'un certain nombre de blouses en toile grise : en effet, comme dans les autres pavillons, nul ne peut entrer dans les salles d'observation s'il n'est revêtu d'une blouse prise dans ce vestiaire, et qui, à la sortie, doit être déposée pour être désinfectée à l'étuve, avant d'être remise en service.

L'installation de ce service, la simplicité de son mobilier réduit au minimum nécessaire, rendent donc facile la pratique de l'antisepsie médicale. La nécessité de ces mesures résulte en effet, d'une part, de la proximité de chambres contiguës recevant des sujets atteints d'affections contagieuses différentes, et d'autre part de ce fait que souvent dans une même chambre se trouvent réunis deux sujets dont l'un est contagieux, tandis que l'autre sera reconnu bientôt indemne de toute affection transmissible. La surveillante de ce service et les infirmières doivent donc s'astreindre à ces pratiques, toutes les fois qu'elles passent d'un lit à un autre, ou d'une salle à l'autre.

Il est profondément regrettable en effet que par suite de l'inexpérience du personnel et des changements trop fréquents de surveillante, il y ait eu, encore en 1891, quelques cas de contagion à l'intérieur de ce pavillon (1).

L'utilité de ce service est incontestable ; en effet, il tend à diminuer le nombre des contagieux et surtout des rougeoleux qui séjournent pendant l'invasion dans les salles de médecine, et prévient par là nombre de cas de contagion : pour la rougeole en particulier, il a ainsi reçu, en 1891, 41 rougeoles douteuses, dont l'éruption est apparue le plus souvent dans les deux ou trois jours de leur admission au pavillon des douteux. La quarantaine que subissent ces douteux pourrait sans doute se faire dans les salles communes, grâce à une antisepsie médicale sévère ; mais leur isolement dans un pavillon spécial ne renfermant qu'un petit nombre d'enfants est de beaucoup préférable, car il supprime les fâcheux effets que pourrait avoir une faute contre l'antisepsie dans un service renfermant de nombreux malades ; il est également favorable aux petits contagieux qui se trouvent bien de leur séjour dans une petite salle à 3 ou 4 lits, et présentent moins fréquemment ces complications redoutables engendrées par l'encombrement, et par l'agglomération des malades.

(1) Nous avons observé sept cas intérieurs de rougeole sur un chiffre de 257 admissions au pavillon des douteux pendant cette année 1891.

Isolement des morbilleux avérés.

A l'hospice des Enfants-Assistés, l'isolement des enfants atteints d'une rougeole confirmée a été mis en pratique depuis de longues années déjà. En effet, Oyon, dans sa thèse (1872) nous dit que les rougeoleux se trouvaient isolés dans une des salles de l'infirmerie de médecine, où l'encombrement régnait toujours. Cet isolement dans une salle encombrée et dont la proximité avec les autres salles créait un danger pour les autres enfants, était assurément fort défectueux et presque illusoire. Cependant cette installation n'avait pas été encore modifiée, en 1882, car M. Foville dans son rapport signale à nouveau les inconvénients de ce service de contagieux au milieu des autres salles, en même temps qu'il déplore la réception dans les salles communes des autres maladies contagieuses. A cette époque en effet, la diphtérie seule bénéficiait d'un isolement véritable, grâce à un baraquement élevé dans les jardins; ce baraquement était desservi par un personnel distinct de celui de l'hospice et se composait de 2 salles de 8 lits ou berceaux.

Pavillons d'isolement (rougeole, scarlatine et coqueluche). — C'est seulement au 1er janvier 1886, que l'isolement des maladies contagieuses, à l'hospice des Enfants-Assistés, s'est trouvé complètement réalisé par l'ouverture de pavillons isolés construits dans la partie du jardin appelée le Bois, loin des autres constructions de l'hospice.

Ces pavillons, qui s'élèvent au milieu d'une pelouse plantée d'arbres, et parsemée de massifs de fleurs, sont des constructions simples et gracieuses, tout en briques, fer et verre, et qui paraissent bien appropriées à l'emploi qu'on leur a réservé.

A l'exception des diphtériques qui sont reçus dans un pavillon unique, inauguré également en 1886, mais complètement isolé des autres comme emplacement et surtout comme personnel, les enfants atteints de maladies contagieuses confirmées (rougeole, scarlatine, coqueluche, varicelle, etc. (1) sont soignés dans un groupe de 4 pavillons, disposés sur la même ligne, parallèlement aux deux pavillons de la nourricerie dont ils sont séparés par une pelouse large de 40 mètres.

(1) Les varioleux ne sont pas traités à l'hospice.

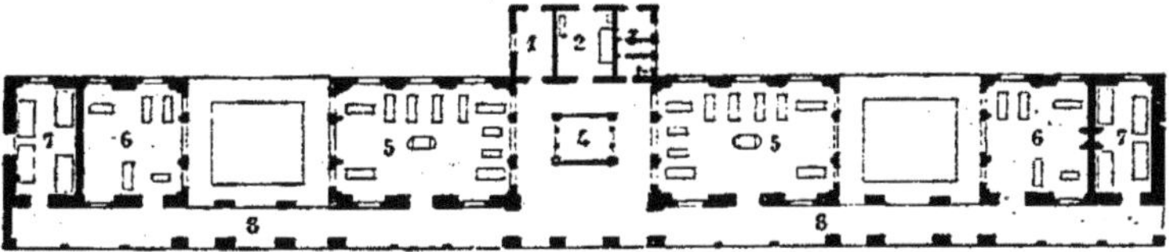

1. Lingerie.
2. Office.
3. W.-C. et Vidoir.
4. Bureau.
5. Grands Pavillons.
6. Petits Pavillons.
7. Dortoirs d'infirmières.
8. Galerie couverte.

Légèrement exhaussés au-dessus du sol, ces pavillons n'ont pas d'étage, et sont constitués chacun par une seule salle, précédée d'un petit vestibule vitré.

Les deux pavillons médians sont plus grands que les deux autres, auxquels se trouvent adossés deux petits dortoirs pour les infirmières du service. Tous donnent par leur façade sud sur une grande allée plantée d'arbres, large de 15 mètres; par leur façade nord regardant la nourricerie, ils s'ouvrent sur une longue galerie couverte, mais ouverte sur les côtés, par laquelle ils communiquent entre eux. Le petit pavillon de droite se trouve séparé du pavillon de la diphtérie par un espace de 16 mètres; celui de gauche se trouve éloigné d'environ 18 mètres des constructions les plus proches.

Ces pavillons sont donc assez distincts des autres bâtiments de l'hospice; mais ils ne se trouvent séparés les uns des autres que par un espace de 7 mètres 50.

Les grands pavillons ont une longueur de 10 mètres sur 6 mètres de large et 4 mètres de haut : leur cubage est donc de 240 m. c. Ils contiennent chacun 8 lits et 2 berceaux, ce qui donne 24 m. c. par enfant.

Ils sont largement éclairés par 6 grands panneaux vitrés et par 6 fenêtres à impostes ouvrantes, par lesquelles peut se faire l'aération de la salle. L'unique entrée de ces pavillons donne sur la galerie : elle se trouve pourvue de deux doubles-portes, l'une extérieure, l'autre intérieure, laissant entre elles une sorte de petit vestibule vitré.

Ils sont chauffés par un poêle placé au centre du pavillon, poêle à double foyer ouvert et dont le tuyau s'élève verticalement dans la salle pour émerger au-dessus du toit.

L'éclairage se fait par deux becs de gaz, surmontés d'un tuyau d'échappement pour les produits de la combustion, mais qui concourt à la ventilation.

La ventilation se trouve d'ailleurs assurée par deux prises d'air grillées au niveau du sol et par plusieurs orifices de sortie qui se trouvent près du plafond.

Le sol est recouvert d'un dallage, à joints parfaitement unis, et dont les angles avec les murs sont arrondis : il se prête donc bien aux lavages antiseptiques parfaits, et au nettoyage quotidien, à l'aide d'éponges ou de linges mouillés, qui doit remplacer le balayage dans toute salle de contagieux : en effet, le balayage a le grave inconvénient de répandre dans l'air les poussières inertes ou virulentes et d'être une source de broncho-pneumonies et autres infections secondaires.

Les murs, ainsi que les plafonds, sont peints à l'huile et les angles qu'ils forment soit entre eux, soit avec le dallage, soit avec le plafond, sont arrondis, de manière à se présenter sous forme d'angles mousses où les poussières et les germes infectieux ne peuvent séjourner. Le lavage antiseptique de toutes les parois se trouve donc possible.

Les petits pavillons ont chacun 5 m. 40 de long, sur une largeur de 6 mètres et une hauteur de 4 mètres; ils contiennent 5 lits dont 2 berceaux, pour un cubage de 132 m. c. soit 26 m. c. 4 d'air par lit.

Ils se trouvent largement aérés et éclairés par 3 grands panneaux vitrés, et trois fenêtres à impostes ouvrantes. Leur porte unique est également précédée d'un vestibule.

Le chauffage se fait par une cheminée à grille; mais la ventilation, l'éclairage se font comme dans les grands pavillons. Les plafonds et les murs sont peints à l'huile, et toutes les parois se réunissent à angles arrondis.

Le mobilier de ces pavillons, grands ou petits, est réduit au minimum. Les rideaux sont proscrits des lits et des fenêtres. Les stores intérieurs en coutil gris, qui protègent actuellement les fenêtres et les panneaux vitrés, étant peu favorables à l'antisepsie, seront prochainement remplacés par des stores extérieurs s'élevant et s'abaissant de l'intérieur. Les lits très simples, ainsi que les sommiers, sont métalliques; mais ils ne peuvent être mis à l'étuve et leur désinfection, incomplète sans doute, se fait par le lavage avec des solutions antiseptiques. Les tables de nuit sont également métalliques, et ouvertes de tous côtés. Il ne se trouve en outre dans chaque pavillon qu'une chaise ou deux, une table métallique et un buffet.

En l'absence d'un lavabo, pourvu d'eau chaude et d'eau froide, qui serait extrêmement utile dans chaque pavillon, on dispose sur la table un certain nombre de cuvettes et de l'eau (chaude et froide) avec des solutions antiseptiques (sublimé au 1 0/00) du savon et des brosses pour le lavage des mains. Ce lavage est prescrit à toute personne qui a touché un malade.

Dans le petit vestibule se trouvent disposées un certain nombre de blouses en toile grise : en effet le port d'une blouse bien fermée, prise à l'entrée des pavillons puis déposée à la sortie, est obligatoire pour toute personne qui pénètre dans l'un de ces pavillons. Les blouses ayant été mises une fois sont portées à l'étuve pour y être désinfectées avant de servir une seconde fois.

A chacun des deux petits pavillons, se trouve annexée une salle servant de dortoir pour les infirmières du service d'isolement. Chacun de ces dortoirs contient 4 lits.

Au centre du groupe formé par les pavillons existe un cabinet servant de bureau pour la surveillante, derrière lequel se trouvent un office, une petite lingerie, un vidoir et des closets.

L'office sert pour les repas des infirmières du service. Le personnel du service des contagieux se trouve donc logé et nourri dans le pavillon même et est ainsi séparé du reste du personnel.

Dans l'office, outre un fourneau avec chaudière qui permet d'obtenir une assez grande quantité d'eau chaude pour les bains et les autres besoins du service, il existe une installation de gaz qui permet d'obtenir assez rapidement de l'eau bouillante pour la stérilisation immédiate des objets de vaisselle ayant servi aux petits malades.

La lingerie de ces pavillons, très petite, reçoit de la lingerie générale de l'hospice tous les objets nécessaires au service, mais les objets de lingerie ou de literie et les vêtements, sont envoyés directement à l'étuve, avant d'être rendus à la lingerie générale.

Les 4 pavillons sont sous la direction d'une même surveillante et d'une sous-surveillante. Les infirmières sont au nombre de 8 ; chacune d'elles est affectée spécialement à un pavillon (1 pour le jour, 1 pour la nuit) : théoriquement elles ne devraient jamais pénétrer dans un pavillon autre que celui dont elles sont chargées ; cependant, de même que la surveillante, elles vont assez souvent de l'un à l'autre pavillon.

Chacun des 4 pavillons n'a pas une destination fixe et immuable : chacun d'eux, au contraire, est affecté tantôt à la rougeole, tantôt à la coqueluche, ou à la scarlatine. Leur affectation à telle maladie est subordonnée aux besoins du moment.

En général, deux pavillons (un petit et un grand) sont nécessaires pour le traitement des rougeoles qui se montrent à l'hospice beaucoup plus nombreuses que toutes les autres affections contagieuses réunies (1) ; les deux autres sont alors réservés l'un à la coqueluche, l'autre à la scarlatine.

Les diphtéries compliquant la rougeole ne sont pas traitées dans ces pavillons ; tout cas de diphtérie morbilleuse est envoyé immédiatement dans une salle spéciale du pavillon de la diphtérie. En outre, si un enfant présente une complication contagieuse (rougeole et varicelle, rougeole et coqueluche) l'isolement dans le box et l'antisepsie médicale lui sont rigoureusement appliqués.

D'ailleurs M. Hutinel sépare les rougeoles simples des rougeoles avec complications pulmonaires, et il consacre l'un des pavillons dont il dispose aux rougeoles non compliquées de broncho-pneumonie, et un autre aux rougeoleux qui présentent cette complication ou plutôt cette infection secondaire si contagieuse et si redoutable. En outre, pour éviter le transport des germes de cette infection secondaire d'un pavillon à l'autre, M. Hutinel a toujours le soin de terminer la visite des pavillons de rougeole, par le pavillon des broncho-pneumonies. Cet isolement secondaire donnera certainement les meilleurs résultats, en prévenant ces petites épidémies si remarquables et si meurtrières de broncho-pneumonie qui atteignaient souvent presque tous les enfants d'un pavillon, à la suite de l'arrivée d'un petit morbilleux présentant cette complication (2).

A leur arrivée au pavillon, les enfants sont changés de vêtements qui sont ensuite étuvés ; on les lave complètement (bain) des pieds à

---

(1) Dans toute l'année 1891, l'hospice a eu :

250 cas de rougeole avec..........................	56 décès
49 cas de scarlatine..............................	1 décès
40 cas de coqueluche.............................	3 décès
95 cas de diphtérie..............................	72 décès

Pas de cas d'autres affections contagieuses.

(2) La mortalité par rougeole en 1891, quoique presque aussi élevée que celle de l'année précédente, nous semble cependant montrer assez bien l'influence de cette mesure. En effet, presque tous les décès ont été causés par des broncho-pneumonies précoces, précédant dans un grand nombre de cas l'entrée du morbilleux au pavillon. Sur 56 décès, 28 (la moitié) sont survenus dans les 5 premiers jours de l'admission au pavillon, et 45 (soit les 4/5 des décès) moins de 11 jours après l'arrivée de l'enfant. Les autres décès plus tardifs ont eu lieu :

4 du 11e au 14e jour.

3 au 17e jour.

1 du 20e au 26e jour.

la tête; les cheveux sont coupés ras et la toilette se termine par un lavage antiseptique de la bouche et des fosses nasales.

Pendant leur séjour au pavillon, les enfants reçoivent régulièrement des soins de propreté et d'antisepsie : la peau est maintenue très propre et les enfants qui présentent de l'impétigo, des ulcérations cutanées sont soumis à des bains fréquents, sans inconvénient du reste. L'antisepsie de la bouche et de la gorge, surtout en cas d'angine, de stomatite, est pratiquée plusieurs fois par jour à l'aide d'irrigations suffisamment prolongées et à grande eau. Ces irrigations se font à l'aide d'un irrigateur d'Esmarch, et pour éviter toute contagion chaque enfant possède sa canule spéciale (Hutinel).

Pour obtenir une antisepsie plus complète, M. Hutinel fait nettoyer trois ou quatre fois par jour le fond de la gorge, amygdales et pharynx, avec un tampon imbibé de glycérine boriquée. Quelques gouttes d'huile de vaseline boriquée instillées dans chaque narine, complètent la désinfection de la gorge et du nez. Enfin, la sécheresse des lèvres est prévenue par de légères onctions avec de la vaseline qui les maintient dans un état constant d'humidité et d'asepsie. Les yeux sont également soumis à des lavages antiseptiques fréquents, qui ont rendu extrêmement rares les conjonctivites graves consécutives à la rougeole.

A leur sortie, les morbilleux prennent un bain de sublimé et au savon; ils sont ensuite revêtus de linge blanc. On les enveloppe alors dans une couverture pour les porter dans le service des convalescents où ils séjournent un certain temps avant de passer dans les services d'enfants sains. La couverture qui sert à porter l'enfant est immédiatement rapportée au service d'isolement par l'infirmière chargée du transfert de l'enfant.

Chaque jour les pavillons sont largement aérés. A défaut d'une salle de rechange dans laquelle les petits malades pourraient être placés pendant l'aération et le nettoyage quotidien du pavillon, on évite la mise en mouvement par le balayage des poussières et des germes des infections secondaires qu'elles contiennent, en passant d'abord un linge mouillé sur le carrelage pour enlever la grosse poussière, et en lavant ensuite ce carrelage avec une solution antiseptique (sublimé à 2 0/00) et au savon.

Lorsqu'un enfant vient à décéder dans le pavillon, toute la literie est passée à l'étuve, et le lit lui-même subit un lavage au sublimé. Il en est de même à la suite d'un cas de diphtérie.

Enfin, lorsqu'un pavillon devient libre, ou lorsqu'il est évacué, à la suite d'un cas de diphtérie, on procède, après une large aération jour et nuit du pavillon pendant 2 ou 3 jours, à un nettoyage anti-septique très soigné de toutes ses parois et de son mobilier (lavage et pulvérisation au sublimé).

Le pavillon ainsi désinfecté reçoit souvent alors les enfants d'un pavillon voisin, lequel est désinfecté à son tour, de sorte que les quatre pavillons se servent alternativement de salles d'évacuation.

En somme, parmi les avantages que présentent ces pavillons il faut surtout noter le petit nombre de lits que renferme chacun d'eux. On sait en effet que l'isolement dans de vastes salles, où l'on accumule en grand nombre des enfants atteints d'une même affection « favorise le développement des affections secondaires, et loin de diminuer la mortalité, il l'augmente » (Grancher).

Nous remarquerons en outre que le nombre de lits affectés à ces pavillons est généralement plus que suffisant pour les besoins du service (sauf, bien entendu, le cas d'épidémie).

Par contre, leur rapprochement un peu trop grand, et l'attribution de la surveillance à une seule personne ayant sous sa direction un personnel unique pour les 4 pavillons, sont les seuls inconvénients notables qu'offre l'organisation de ces pavillons destinés à des mala-dies contagieuses différentes. Toutefois, les faits de contagion d'un pavillon à l'autre sont assez rares, et quelques précautions antisep-tiques (lavage des mains et changement de blouse), prises par les infirmières lorsqu'elles quittent leur pavillon pour se réunir aux autres ou pour entrer dans un pavillon voisin, suffiraient certaine-ment à éviter la transmission de pavillon à pavillon des affections traitées dans chacun d'eux.

CHAPITRE IV

Résultats.

Nous allons maintenant donner les résultats obtenus à l'hospice des Enfants-Assistés sur la morbidité et la mortalité rubéoliques depuis la création du lazaret et l'ouverture des pavillons consacrés aux douteux et aux rougeoles confirmées.

Mais rappelons d'abord les résultats donnés par M. Oyon en 1872, et par le professeur Parrot, en 1879, alors que la rougeole était encore traitée dans une des salles de l'infirmerie de médecine.

Dans sa thèse, M. Oyon a fait la statistique des cas de rougeole observés pendant la période 1867-1872 : il a trouvé pour cette période de six ans 1.256 cas de rougeole avec 612 décès, soit une mortalité énorme de 48.72 0/0.

La mortalité pour 100 cas de rougeole s'élevait alors :

à 73 0/0 pour les enfants de moins d'un an.
  78 0/0 pour ceux de 1 à 2 ans,
  69 0/0 —   — 2 à 3
  44 0/0 —   — 3 à 5
  24 0/0 —   — 5 à 10
   8 0/0 —   — 10 à 15

Dans son cours d'ouverture de clinique des maladies des enfants, Parrot a donné de même la statistique de la rougeole en 1878 : alors que la diphtérie (primitive ou secondaire) n'avait fait dans l'hospice que 50 victimes, la rougeole avait fourni 87 décès sur 204 cas, ce qui représente une mortalité de 42 64. 0, 0.

Enfin, d'après une statistique dressée en 1887, par la commission d'hygiène hospitalière et nos relevés personnels sur les registres de l'hospice, nous avons pu établir le tableau suivant des rougeoles reçues et traitées à l'infirmerie de médecine, pendant les quatre années qui ont précédé l'ouverture des pavillons d'isolement :

ANNÉES	ADMISSIONS	DÉCÈS	DIPHTÉRIES	MORTALITÉ
1882...................	280	128	»	45 0/0
1883...................	268	128	»	47 0/0
1884...................	349	129	69	37 0/0
1885...................	371	153	»	41 0/0
Totaux...............	1,268	538	»	41 0/0

A l'époque où furent inaugurés les pavillons de la rougeole, le taux de la mortalité rubéolique était donc à un chiffre très élevé (41 0/0) à l'hospice des Enfants-Assistés, surtout en comparaison avec la mortalité rubéolique de l'hôpital Trousseau, qui oscillait pendant la même période entre 16 et 28 0/0, avec une moyenne de 26.60 0/0.

Dans les tableaux qui suivent et que nous avons dressés, à l'aide de relevés personnels d'une scrupuleuse exactitude, nous présentons, année par année les résultats obtenus aux pavillons de la rougeole, depuis leur ouverture jusqu'au 1er janvier 1892.

De préférence au classement des morbilleux par mois, d'après la date de leur entrée, nous avons adopté une division, qui nous semble plus rationnelle, basée sur l'âge des enfants : en effet, dans le milieu nosocomial surtout, la fréquence et la gravité de la rougeole dépendent presque uniquement de l'âge des enfants. Nous avons donc groupé les enfants, d'après leur âge, en autant de catégories qu'il nous a paru nécessaire pour que chacune d'elles marque un degré dans l'échelle de gravité de cette affection.

ANNÉE 1886

AGE	ENTRÉES (1)	SORTIES PAR		
		GUÉRISON	DÉCÈS	DIPHTÉRIE
0 à 6 mois.............	6	5	1	0
6 à 12 mois...........	16	6	9	1
1 à 2 ans.............	77	21	50	6
2 à 3 ans.............	82	34	37	11
3 à 4 ans.............	59	33	17	9
4 à 5 ans.............	38	31	5	2
5 à 10 ans...........	54	47	5	2
10 à 21 ans...........	6	6	0	0
Totaux.............	338	183	124	31 (2)

Guérisons.....   183................   54.14 0/0
Décès........   124................   36.69 0/0
Diphtéries.....   31................   9.17 0/0

Voici la répartition par semestre :

1er semestre..   118 admissions.   49 décès.   22 diphtéries.
2e   —   120   —   75   —   9   —

(1) Dans les 3 premiers mois de l'année 1886, 21 rougeoles ont encore été traitées à l'infirmerie de médecine, bien que le pavillon ait été ouvert le 1er janvier 1886 ; elles ont donné :

Guérisons.......   9.......   43 0/0
Décès..........   8.......   38 0/0
Diphtéries.......   4.......   19 0/0

(2) Dont 31 décès.

ANNÉE 1887

AGE	ENTRÉES	SORTIES PAR		
		GUÉRISON	DÉCÈS	DIPHTHÉRIE
0 à 6 mois............	12	9	3	0
6 à 12 mois...........	15	3	7	5
1 à 2 ans.............	79	24	26	29
2 à 3 ans....	62	27	20	15
3 à 4 ans.............	34	17	6	11
4 à 5 ans.............	34	19	3	12
5 à 10 ans...........	58	51	2	5
10 à 21 ans	6	5	0	1
Totaux	300	155	67 (1)	78 (2)

Guérisons.....	155................	51.67	0/0
Décès.........	67.:..............	22.33	0/0
Diphtéries (3)..	78....:...........	26.00	0.0

Répartition par semestre :

1er semestre..	140 admissions.	35 décès.	38 diphtéries.
2e —	160 —	32 —	40 —

(1) Parmi les 67 décès, nous comptons 3 décès survenus chez des enfants déjà transférés en médecine, mais quelques jours seulement après ce transfert, du 12e au 15e jour après l'éruption. Ces décès doivent être évidemment attribués à la rougeole.

(2) Parmi ces 78 diphtéries morbilleuses, 4 n'ont pas été envoyées à la diphtérie directement du pavillon de la rougeole, mais après un court séjour au pavillon des douteux. Elles n'en doivent pas moins être considérées comme des cas de diphtérie secondaire à la rougeole, car le décès a eu lieu dans tous les cas, du 11e au 20e jour après l'éruption.

(3) Dont 70 décès.

ANNÉE 1888

AGE	ENTRÉES	SORTIES PAR		
		GUÉRISON	DÉCÈS	DIPHTÉRIE
0 à 6 mois............	9	7	2	0
6 à 12 mois...........	9	1	5	3
1 à 2 ans.............	40	16	12	12
2 à 3 ans.............	57	30	11	16
3 à 4 ans.............	31	25	3	3
4 à 5 ans......	38	27	2	9
5 à 10 ans............	51	49	0	2
10 à 21 ans...........	7	7	0	0
Totaux.............	242	162	35 (1)	45 (2)

Guérisons.....	162................	66.94	0/0
Décès........	35................	14.47	0/0
Diphtéries (3)..	45................	18.59	0/0

Répartition par semestre :

1er semestre..	145 admissions.	23 décès.	33 diphtéries.
2e —	97 —	12 —	12 —

(1) Parmi ces 35 décès, deux décès par broncho-pneumonie sont survenus en médecine, le 15e et le 25e jour après l'éruption.

(2) Cinq de ces cas de diphtérie consécutive à la rougeole se sont déclarés après le transfert de l'enfant au pavillon des douteux : ils ont donné 5 décès du 12e au 22e jour après l'entrée au pavillon de la rougeole.

(3) Dont 42 décès.

ANNÉE 1889

AGE	ENTRÉES	SORTIES PAR		
		GUÉRISON	DÉCÈS	DIPHTÉRIE
0 à 6 mois..	6	4	2	0
6 à 12 mois.......	12	7	2	3
1 à 2 ans...............	41	10	22	9
2 à 3 ans...............	50	35	11	4
3 à 4 ans...............	32	24	3	5
4 à 5 ans.............	39	32	1	6
5 à 10 ans............	38	34	1	3
10 à 21 ans............	1	1	0	0
Totaux.............	219	147	42 (1)	30 (2)

Guérisons.....   147............. ......   67.42 0/0
Décès.........   42................   19.18 0/0
Diphtéries (3)..   30..............   13.70 0/0

Répartition par semestre :

1er semestre..   164 admissions. 31 décès. 29 diphtéries.
2e   —   55   —   11 —   1   —

(1) Trois de ces décès sont postérieurs au passage des enfants de la rougeole à la médecine. L'un a eu lieu le 15e jour, l'autre le 16e jour après l'éruption ; le troisième atteint de broncho-pneumonie plus tardive a succombé le 25e jour.

(2) Deux diphtéries secondaires parmi ces 30 cas, ont passé par le pavillon des douteux avant d'être envoyées à la diphtérie : deux décès le 24e et le 25e jour après l'éruption.

(3) Dont 27 décès.

ANNÉE 1890

AGE	ENTRÉES	SORTIES PAR		
		GUÉRISON	DÉCÉS	DIPHTÉRIE
0 à 6 mois............	3	3	0	0
6 à 12 mois...............	11	3	7	1
1 à 2 ans..	71	27	37	7
2 à 3 ans...............	73	51	13	9
3 à 4 ans...............	48	40	5	3
4 à 5 ans...............	30	24	1	5
5 à 10 ans.............	40	37	1	2
10 à 21 ans.............	8	7	0	1
Totaux....	284 (3)	192	64 (1)	28 (2)

Guérisons.....	192...............	67.60	0/0
Décès...	64...............	22.53	0/0
Diphtéries.....	28...............	9.87	0/0

Elles se répartissent ainsi :

1er semestre..	158 admissions.	37 décès.	8 diphtéries.
2e —	126 —	27 —	20 —

(1) Dont un seul décès en médecine, 25 jours après le début de l'éruption.

(2) Dont 1 diphtérie envoyée d'abord aux douteux, avec décès le 22e jour après l'éruption. Sur ces 28 cas, il y a eu 26 décès.

(3) En février, 33 enfants de Thiais où sévissait une épidémie rigoureuse de rougeole, furent envoyés à St-Antoine, ce qui porte à 317 le nombre des rougeoles de l'hospice, avec 5 décès en plus. La mortalité de ces 33 cas a donc été de 15 % ; elle s'éleva

à 50 0/0 pour les enfants de 1 à 2 ans (2 décès pour 4 cas).
40 0/0 — — 2 à 3 ans (2 — 5 cas).
4 0/0 — — 3 à 13 ans (1 — 24 cas).

ANNÉE 1891

AGE	ENTRÉES	SORTIES PAR		
		GUÉRISON	DÉCÈS	DIPHTÉRIE
0 à 6 mois.............	9	6	2	1
6 à 12 mois...........	10	5	5	0
1 à 2 ans.............	60	28	26	6
2 à 3 ans.............	65	42	16	7
3 à 4 ans.............	42	33	5	1
4 à 5 ans.............	23	19	1	3
5 à 10 ans............	34	31	1	2
10 à 21 ans...........	7	7	0	0
Totaux.............	250	171	56 (1)	23 (2)

Guérisons.....	171................	68.40	0/0
Décès.........	56................	22.40	0/0
Diphtéries (3)..	23................	9.20	0/0

Répartition par semestre :

1er semestre..	172 admissions.	43 décès.	18 diphtéries.
2e —	78 —	13 —	5 —

(1) Un seul, parmi ces 56 décès, s'est produit en médecine, chez un enfant atteint de broncho-pneumonie rubéolique tardive, le 26e jour après l'éruption.

(2) Parmi ces 23 cas de diphtérie morbilleuse, un seul n'a pas été passé directement au pavillon de la diphtérie : il s'agit d'une enfant qui, entrée à la rougeole le 30 mai avec l'éruption, a été envoyée aux douteux le 4 juin, comme suspecte de diphtérie, puis le 9 juin a été transférée à la diphtérie, où elle succomba le 29 juin, après avoir subi la trachéotomie le 21 juin.

(3) Dont 22 décès.

Le tableau suivant donne une vue d'ensemble sur les résultats acquis tant sur la morbidité par rapport à la population annuelle de l'Hospice que sur la mortalité rubéolique à l'Hospice depuis l'année 1882 :

ANNÉES	NOMBRE DE ROUGEOLES	MORBIDITÉ %	MORTALITÉ %
1882...............	280		45
1883	268		47
1884...............	349		37
1885...............	371	3,5 à 4,5 %	41
1886...............	338		36
1887...............	300		22
1888...............	242	2,8	14
1889...............	219	2,5	19
1890...............	284	3,0	22
1891......... ...	250	2,3	22

Morbidité. — Tandis que la population de l'hospice s'accroît progressivement chaque année, le nombre des rougeoles traitées a diminué d'une manière très sensible depuis l'année 1887. Il en résulte que la morbidité rubéolique qui était supérieure à 3,5 0/0 avant 1888, a été inférieure à 3 0/0 dans les quatre dernières années, et a été seulement de 2,32 0/0 en 1891.

Mortalité. — A partir de 1887, la courbe de la mortalité qui était encore de 36 0/0 en 1886, fait une brusque chute pour tomber à 22 0/0 en 1887, et se maintenir toujours inférieure à 23 0/0 dans les années suivantes.

Toutefois il ne faudrait pas trop se laisser éblouir par ces chiffres, qui nous donnent en bloc pour chaque année la mortalité par rougeole. Cette mortalité brute ne tient pas compte de l'élément qui a le plus d'influence sur la mortalité rubéolique, c'est-à-dire de l'âge.

L'influence de l'âge apparaît très nette dans le tableau que nous donnons ci-contre ; nous pouvons voir que sauf pour les enfants de 1 jour à 6 mois, dont la mortalité est relativement faible, le coefficient de mortalité est d'autant plus élevé que l'âge des enfants est moins avancé. Après 5 ans la mortalité est presque négligeable ; au-dessus de 10 ans, elle est nulle ; mais de 6 mois à 2 ans, la mortalité moyenne est encore supérieure à 50 0/0.

Il résulte de ceci que la mortalité brute pourrait encore présenter des variations considérables d'une année à l'autre. En effet, pour une année dans laquelle les morbilleux de l'hospice seraient surtout des enfants de moins de trois ans, c'est-à-dire des enfants qui fournissent la mortalité la plus haute, la mortalité brute pourrait encore atteindre un chiffre très élevé; tandis que dans une année où les rougeoleux seraient en majorité des enfants âgés de plus de trois ans, cette mortalité brute pourrait s'abaisser jusqu'à 13 0/0 et même au-dessous de ce chiffre. Par exemple, le rapport entre le nombre des rubéoleux de moins de 3 ans et celui des rubéoleux de plus de 3 ans est de 115/127 en 1888 et de 144/106 en 1891, et la différence entre ces deux rapports explique très bien pourquoi la mortalité n'a été que de 14 0/0 en 1888, tandis qu'elle a atteint 22 0/0 en 1891.

Mortalité pour 100 et par âge des Rougeoles non compliquées de diphtérie (1).

AGE	1887	1888	1889	1890	1891	MOYENNE
0 à 6 mois.	25,00	22,22	33,33	»	25,00	23,68
6 à 12 mois.	70,00	83,33	22,22	70,00	50,00	57,77
1 à 2 ans.......	52,00	42,55	68,71	57,81	48,14	53,94
2 à 3 ans.......	43,48	26,85	24,91	20,31	27,58	27,73
3 à 4 ans......	26,08	10,71	11,11	11,11	13,15	13,66
4 à 5 ans......	13,63	7,60	3,03	4,00	5,00	6,20
5 à 10 ans......	3,70	»	2,85	2,64	3,12	2,41
10 à 21 ans.......	Nulle.	Nulle.	Nulle.	Nulle.	Nulle.	Nulle.

Ce tableau nous permet, d'une façon très précise, d'apprécier et de comparer les résultats acquis pendant les cinq années de la période 1887-1891. Par exemple, nous voyons que la mortalité des enfants de 6 à 12 mois, mortalité qui a atteint 83 0/0, n'est plus que de 50 0/0

(1) Nous donnons plus loin un tableau à peu près semblable pour les rougeoles compliquées de diphtérie, dont la mortalité est beaucoup plus considérable.

en 1891. Une diminution presque aussi sensible est notée pour les enfants de 1 à 2 ans, pour lesquels la mortalité moyenne est de 53 0/0 alors que la mortalité de ces enfants n'a été que de 18 0/0 en 1891. Les enfants de 2 à 3 ans meurent en 1888 et en 1891 dans un rapport de 20 à 27 0/0, alors que leur mortalité s'élevait encore en 1886 à 52 0/0 et en 1887 à 43 0/0. Il y a donc décroissance très notable de la mortalité des enfants les plus éprouvés par la rougeole ; au contraire, la mortalité des enfants plus âgés reste en quelque sorte stationnaire. Nous verrons plus tard que parmi ces derniers, presque tous ceux qui succombent, sont des petits tuberculeux.

Le pronostic de la rougeole, à l'hospice des Enfants-Assistés est en outre aggravé par la fréquence de la diphtérie secondaire qui venait et vient encore trop souvent compliquer l'affection première, et qui se montre si maligne dans cet hospice qu'elle entraine presque fatalement la mort.

En effet, pendant les six années de la période 1886-91, sur 1633 cas de rougeole, 235 cas se sont compliqués de diphtérie, et ont donné 23 guérisons seulement et 212 décès, soit une mortalité de 90 0/0. La gravité dépend d'ailleurs de l'âge des sujets atteints, ainsi que le tableau suivant le démontre. Ces décès se répartissent ainsi, en effet, par âge :

De 1 jour à 1 an ...... 14 cas.......... 14 décès, mortalité 100 0/0
  1   an à 3 ans.. . . 131 —.... 125   —   —   95 0/0
  3 ans à 5 — ......   72 —......... 62   —   —   86 0/0
  5   — à 10 — ......   16 —......... 11   —   —   69 0/0
 10   — à 21 — ......   2 —.........   0   —   –   0 0/0

       Au total.... 235 cas....... .. 212 décès.   —   90 0/0

La proportion des diphtéries au nombre des rougeoles, a été :

    En 1886.................... de   9.17 0/0 (1)
      1887.................... de 26.00 0/0
      1888.................... de 18.59 0/0
      1889.................... « 13.70 0/0
      1890.................... de   9.87 0/0
      1891.... .... de   9.20 0/0

(1) La morbidité très faible de la diphtérie morbilleuse en 1886, s'explique sans doute par l'installation des rougeoles dans des constructions neuves, avec un matériel non encore infecté.

On voit que, depuis 1888, où ont commencé les premières mesures de désinfection, la morbidité des diphtéries consécutives à la rougeole a diminué de moitié.

Si nous résumons les tableaux ci-dessus, nous voyons que depuis le 1er janvier 1886 jusqu'au 1er janvier 1892, les pavillons d'isolement ont reçu 1633 morbilleux. Parmi ces enfants 1033 ont guéri (dont 23 atteints de diphtérie secondaire) et 600 ont succombé : 212 à la diphtérie et 388 aux complications broncho-pulmonaires ou autres :

Guérisons.	1.033.	63.30 0/0
Décès par br.-pu.	388.	23.75 0/0
Décès par diphtérie. .	212.	12.95 0/0

La mortalité moyenne de la rougeole, en y comprenant les décès par diphtérie morbilleuse, a donc été de 36.70 0/0 depuis l'ouverture des pavillons d'isolement.

D'après ces mêmes tableaux, il est facile de voir : 1° que le chiffre de la morbidité rubéolique, à l'hospice présente une tendance, légère sans doute, mais réelle, à décroître.

2° Que la mortalité annuelle par rougeole a diminué d'une façon remarquable depuis l'ouverture des pavillons de rougeole et que cette diminution s'étend même aux enfants de 1 à 3 ans qui payaient autrefois à la rougeole une dîme mortuaire de 70 à 80 0/0.

3° Que la diphtérie morbilleuse, laquelle achevait si souvent l'œuvre funèbre commencée par l'infection morbilleuse, devient beaucoup moins fréquente et se trouve réduite à 9 0/0, alors qu'elle était de 20 0/0 en 1884.

Nous devons chercher à expliquer ces résultats et montrer sous quelle influence le pronostic de la rougeole s'est atténué aux Enfants-Assistés. L'étude des causes les plus habituelles de la mort dans la rougeole nous permettra de résoudre ce problème.

Or, la mortalité de la rougeole tient moins à la malignité de l'affection qu'à la fréquence de certaines complications très graves. Ces complications sont, d'après l'examen que nous avons fait des cas de décès observés, à l'Hospice, en 1891, en premier lieu la broncho-pneumonie (56 décès) puis la diphtérie (22 décès). Parmi les 56 décès que nous attribuons à la broncho-pneumonie :

14 sont dus à des broncho-pneumonies franches aiguës.
 8 — — broncho-pneumonies chez des tuberculeux.
 1 — à une laryngite ulcéreuse avec broncho-pneumonie.
 1 -- à une gangrène pulmonaire, suite de broncho-pneum.
 2 — à la scarlatine (avec broncho-pneumonie).

Parmi les autres complications, qui se sont montrées, soit chez des enfants qui ont guéri, soit chez ceux qui ont succombé aux complications précitées, il faut rappeler les ulcérations et fissures labiales, les stomatites, otites, laryngites, conjonctivites, les diarrhées, abcès cutanés multiples, et une varicelle.

Les données récentes sur la pathogénie de ces complications rendent bien compte de l'amélioration du pronostic de la rougeole aux Enfants-Assistés. En effet, elles ne sont pas pour la plupart des manifestations directes de la rougeole elle-même, elles relèvent, ainsi que cela est bien démontré aujourd'hui, d'infections surajoutées, et par conséquent peuvent être prévues et évitées.

La plus fréquente et la plus meurtrière de toutes les complications de la rougeole, la broncho-pneumonie, considérée jadis comme produite par le virus morbilleux est elle-même une infection secondaire.

D'une part, Bard et son élève Gontier (th. de Lyon, 1889) ont exposé les raisons cliniques et anatomo-pathologiques qui permettent d'affirmer la nature additionnelle et secondaire de la broncho-pneumonie des rubéoliques.

D'autre part, la bactériologie a établi que la broncho-pneumonie morbilleuse était causée par les mêmes agents pathogènes (streptococcus pyogènes et pneumococcus) que les autres broncho-pneumonies primitives ou secondaires. Tantôt, en effet, on a trouvé le streptocoque isolé ou uni au staphylocoque (Guarneri, Morel, Finckler), tantôt le pneumocoque à l'état de pureté ou associé au staphylocoque (Queissner, Neumann). Mosny a toujours rencontré ou le streptocoque qui, d'après cet auteur, produirait des pneumonies lobulaires, ou le pneumocoque, qui ferait au contraire des broncho-pneumonies pseudo-lobaires. Les recherches de M. Hutinel et celles d'Aviragnet (thèse 1892) ont montré à ces auteurs que la schématisation établie par Mosny n'était pas toujours exacte, mais ils ont rencontré les mêmes microbes dans les broncho-pneumonies rubéoliques. Enfin M. Netter (*Arch. de méd. expér.*, janv. 1892) a trouvé chez les morbilleux avec une égale fréquence l'association du pneumocoque au staphylocoque, et la présence exclusive du staphylocoque.

La broncho-pneumonie de la rougeole est donc fonction de streptocoques, pneumocoques ou staphylocoques. Mais comment interviennent ces agents pathogènes ?

Ces micro-organismes peuvent être apportés de l'extérieur, et la broncho-pneumonie provient d'une contagion, soit par un sujet couché dans la même salle et présentant cette complication, soit par les locaux ou les objets contaminés antérieurement, ou bien ces micro-organismes qui existent normalement dans la bouche, se sont mis à pulluler à la faveur de la rougeole, et la broncho-pneumonie est alors une auto-infection (Netter).

La contagiosité de la broncho-pneumonie, reconnue dès 1823 par Guersant, est aujourd'hui défendue par Richard, par Bard (*Lyon médical*, 1889) et par Mosny. Ce dernier, par exemple, a constaté plusieurs fois « qu'au pavillon de diphtérie, à l'hôpital des Enfants-Malades, si, à un moment où il n'existait aucune complication pulmonaire, on venait à recevoir un morbilleux atteint de broncho-pneumonie et de diphtérie, la broncho-pneumonie devenait une complication presque constante chez les diphtériques en traitement, à dater du jour de l'entrée de ce morbilleux ». De par cette contagiosité s'expliquent les dangers de l'isolement collectif dans de grands services spéciaux où les malades se repassent leurs complications.

A Trousseau, on a vu, en effet, la mortalité s'accroître depuis l'isolement (juillet 1889) des morbilleux dans un service de 31 lits, composé de 3 salles qui en réalité ne forment qu'une salle unique.

Avant l'isolement, il y avait :

En 1887.... 323 rougeoles. 78 décès. Mortalité 24 0/0.
En 1888.... 380 — 77 — — 20 —

Après l'isolement :

En 1890.... 472 rougeoles. 154 décès. Mortalité 33 0/0.
En 1891.... 345 (1) — 97 — — 28 —

De même, aux Enfants-Malades l'agglomération des morbilleux, depuis le 1er janvier 1886, dans une salle de 35 lits, incomplètement divisée en trois parties, a eu pour conséquence d'augmenter la mortalité qui, d'une année à l'autre, s'est élevée brusquement de 33 0/0

(1) Ayant fourni 22 diphtéries morbilleuses avec 21 morts.

(1885) à 18 0/0 (1886) et a encore atteint 36 0/0 en 1891, sans compter les décès par diphtérie secondaire.

Au contraire, aux Enfants-Assistés, les dangers de l'encombrement (1) sont moindres depuis la création des pavillons d'isolement, et c'est au petit nombre de malades qui se trouvent réunis dans chacun d'eux, ainsi qu'à l'isolement spécial des enfants atteints de complications broncho-pulmonaires (Hutinel), qu'il faut attribuer, pour une certaine part du moins, l'affaiblissement de la mortalité que nous avons constaté. Cependant, il ne faut pas être trop exclusif et il convient de faire remarquer que l'auto-infection est peut-être aussi fréquente que la contagion. Ce qui le prouve, c'est que dans les examens de la salive faits chez des sujets sains, on a retrouvé dans bien des cas les mêmes streptocoques et pneumocoques de ces broncho-pneumonies.

Nous faisons allusion surtout aux travaux de M. Netter, qui a trouvé dans la salive des sujets sains : Le pneumocoque dans 15 à 20 0/0 des examens. Le streptocoque dans 5,5 0/0.

Nous rappelons à ce propos les recherches de V. Besser qui a trouvé le pneumocoque de Fraenkel, le staphylococcus et le streptococcus dans les cavités nasales, dans le larynx, dans les bronches de personnes saines. Nous citerons aussi l'intéressant travail de Méry et Boulloche qui ont rencontré le pneumocoque et le streptocoque dans la salive des enfants atteints de rougeole deux fois plus fréquemment que dans la salive d'enfants sains. En outre, ces auteurs ont pu suivre, dans les autopsies, le microbe pathogène reconnu dans la salive depuis les voies aériennes supérieures jusqu'aux petites bronches.

Il y a une conclusion pratique à tirer immédiatement de ces recherches, c'est qu'il importe de faire une antisepsie buccale, la plus sérieuse possible, chez les enfants atteints de rougeole.

La connaissance de la nature secondaire de la broncho-pneumonie et du double mécanisme de cette infection, soit par la contagion,

(1) Toutefois un pavillon qui reste trop longtemps occupé devient dangereux pour les petits malades. Les broncho-pneumonies s'y montrent plus fréquentes, plus graves ; il apparaît même certaines complications assez rares : tout récemment, dans un pavillon de rougeole dont l'évacuation avait été forcément retardée, nous avons observé, presque coup sur coup, 3 cas, dont 2 dans le même lit, d'érythèmes infectieux (dus au streptocoque) semblables à ceux déjà décrits par M. Hutinel dans la fièvre typhoïde, la scarlatine et la diphtérie (Mussy, th. Paris, 1892) et qui, survenant au cours de broncho-pneumonies tardives, ont entraîné la mort en moins de 36 heures. Il y a donc nécessité d'évacuer fréquemment les salles de morbilleux pour permettre la désinfection complète de leurs parois et du mobilier.

soit par l'auto-infection rend un compte exact de la diminution de la mortalité rubéolique aux Enfants-Assistés. En effet, la distribution des morbilleux en groupes peu nombreux limite la contagion de la broncho-pneumonie entre malades d'une même salle; les mesures de désinfection appliquées aux pavillons et aux objets contaminés par ces malades préviennent de même la contagion de cette complication. Les pratiques d'antisepsie buccale et pharyngo-nasale, que nous avons décrites et qui sont appliquées à tous les enfants sans exception, peuvent prévenir dans un certain nombre de cas l'apparition de ces broncho-pneumonies causées par la multiplication et l'exagération de la virulence des micro-organismes de la bouche et du pharynx. Cependant il est un fait sur lequel nous tenons à insister, c'est que la broncho-pneumonie des morbilleux, aux Enfants-Assistés, est bien plus souvent précoce, précédant l'entrée au pavillon d'isolement, et qu'elle constitue avec la rougeole « une infection mixte d'emblée ».

Les 2/3 de nos rougeoles sont survenues dans ces conditions et l'on peut affirmer que, malgré les mesures d'antisepsie et le sous-isolement des broncho-pneumonies, la mortalité restera à peu près au même taux où elle s'est abaissée, car nous ne pouvons rien contre la prophylaxie de ces infections précoces, si ce n'est défendre l'enfant qui pénétre à l'hospice contre la contagion de la rougeole elle-même.

L'étude de la broncho-pneumonie nous conduit à dire quelques mots des relations de la tuberculose avec la rougeole. On sait que la rougeole donne un coup de fouet à la tuberculose, mais en général les enfants ne succombent pas pendant l'évolution même de la rougeole, à moins qu'ils ne soient déjà tuberculisés profondément; ils meurent plutôt au bout de quelques mois. Cependant, en 1891, aux Enfants-Assistés, parmi les enfants qui sont morts de rougeole, huit présentaient des lésions tuberculeuses. Il n'est pas démontré toutefois que ces enfants aient succombé à la seule tuberculose. Qu'a-t-on trouvé, en effet, à leur autopsie? Des lésions pulmonaires le plus souvent anciennes, quelques-unes déjà avancées (cavernules) des ganglions bronchiques tuberculeux, mais on n'a pas rencontré ce semis de fines granulations qui constituent la granulie. Par contre, on a noté en même temps des lésions de broncho-pneumonie simples d'aspect, et rien ne prouve que si l'examen bactériologique eût été fait, on n'aurait pas rencontré en ces points, au lieu de bacille de Koch, les pneumocoques et streptocoques des autres broncho-pneumonies morbilleuses. Ce n'est point là une simple vue de l'esprit;

c'est la conclusion qui découle des recherches faites par Aviragnet. Cet auteur a toujours rencontré chez les rougeoleux tuberculeux morts de broncho-pneumonie, soit le streptocoque, soit le pneumocoque, dans les points broncho-pneumonisés, et il s'agit dans ces cas de broncho-pneumonies aiguës greffées sur une tuberculose. Nous adoptons cette manière de voir et nous croyons que la plupart de nos tuberculeux n'ont pas succombé uniquement à la tuberculose. Cependant la tuberculose assombrit beaucoup le pronostic car, en 1891, les deux seuls enfants âgés de plus de 4 ans qui ont succombé à la rougeole étaient tuberculeux. L'un avait 4 ans 1/2, l'autre 9 ans.

Après la broncho-pneumonie, vient la diphtérie, qui est la plus grave de toutes les complications : presque tous les enfants succombent (22 sur 23 en 1891) et la mort est amenée, soit par une intoxication diphtéritique soit par une pneumonie bâtarde. Ce sont des infections secondaires dues, soit au bacille de Loeffler (diphtérie vraie), soit au streptocoque (fausses diphtéries). Aussi la moindre fréquence de la diphtérie morbilleuse, dans cet hospice, s'explique non seulement par l'isolement rigoureux des diphtériques, mais aussi par le fonctionnement régulier d'une étuve à désinfection à vapeur humide sous pression (système Geneste-Herscher) qui a été installée à l'Hospice, en 1888. Depuis cette époque, en effet, tous les objets de literie et de lingerie, qui proviennent des services d'isolement sont envoyés chaque jour à l'étuve, ainsi que les vêtements des contagieux.

Cependant, il faut faire plus et l'antisepsie buccale trouve ici encore son utilité, car on peut se demander avec M. Grancher (Comité d'hygiène publique, 10 nov. 1890) si le bacille pseudo-diphtérique qui existe dans la salive des enfants sains « ne peut, sous l'influence de la rougeole, devenir virulent, et si la diphtérie ne peut ainsi naître sans contagion, par la seule modification du terrain humain, et des propriétés du microbe diphtérique, sous l'influence d'une maladie intercurrente » ?

Nous avons noté, en outre, comme causes de la mort : la gangrène pulmonaire et la laryngite ulcéreuse.

Ces deux affections, autrefois très fréquentes à l'Hospice, et remarquables par leur apparition précoce et la rapidité de leur évolution (Oyon), sont aujourd'hui très rares.

La gangrène ne se montre plus maintenant que chez des enfants extrêmement affaiblis, chez lesquels cette complication est pour ainsi dire la marque de leur état de déchéance vitale proche de la mort. D'ailleurs, grâce aux soins de propreté, le noma et la gangrène vulvaire ont complètement disparu de l'Hospice. Lorsqu'elle se montre, la gangrène affecte, soit le poumon (un cas en 1891), soit la peau (en 1892, 1 cas de grangrène disséminée de la peau, semblable aux faits déjà recueillis par M. Hutinel (1) aux Enfants-Malades).

Enfin, dans un seul cas, la mort a été causée par une laryngite ulcéreuse (ulcérations au niveau de l'épiglotte et des cordes vocales) avec broncho-pneumonie, mais les laryngites graves sont actuellement peu fréquentes.

Telles sont les complications mortelles que nous avons notées. Sans insister sur les autres, nous dirons que les conjonctivites, les stomatites, otites, angines, laryngites, les abcès multiples, vulvites, sont également des infections surajoutées. Elles relèvent donc de l'antisepsie appliquée à la peau et à toutes les cavités naturelles, en un mot de ce qu'on peut appeler la « propreté scientifique » et elles deviennent de moins en moins fréquentes à mesure que l'antisepsie est appliquée avec plus de rigueur.

En résumé l'affaiblissement de la mortalité rubéolique à l'hospice, résulte :

1º De l'isolement des morbilleux dans de petites salles, ne renfermant qu'un petit nombre de malades.

2º De la stérilisation régulière de tous les objets qui servent journellement au malade (vaisselle, objets de lingerie), de la désinfection, après le départ d'un enfant atteint d'une complication (bronchopneumonie, diphtérie), de tout ce qui a été à l'usage de ce contagieux (literie, lit, etc.), et de la désinfection fréquente des pavillons eux-mêmes.

3º De l'antisepsie appliquée au malade, et de la propreté minutieuse de la peau et de toutes les cavités susceptibles de devenir des portes d'entrée de l'infection.

(1) CHARMOY. Th. Paris, 1890.

CONCLUSIONS

Si nous avons fait une étude aussi longue sur la rougeole à l'hospice des Enfants-Assistés, c'est pour bien montrer que, malgré l'installation des services d'isolement pour les rougeoleux avérés et pour les douteux, malgré les précautions prises contre les suspects à l'intérieur de l'hospice et surtout dans les services de médecine et de chirurgie, malgré le fonctionnement d'un service d'observation pour les entrants, la contagion de cette maladie meurtrière entre toutes pour les enfants de nos hôpitaux s'exerce toujours avec intensité (228 cas intérieurs pour 22 cas extérieurs en 1891) non seulement dans les services d'enfants malades, mais encore et surtout dans les sections d'enfants valides, en particulier à Thiais et au lazaret lui-même.

La fréquence extrême de la contagion à l'hospice et à Thiais s'explique par ce fait que dans la moitié des cas (123 sur 250 en 1891) les petits morbilleux séjournent au milieu des autres enfants sains pendant toute la période d'invasion, sans que la maladie soit même soupçonnée, et, que chez le plus grand nombre des autres, le début de l'affection passe inaperçu pendant les deux ou trois premiers jours. L'éloignement de ces petits contagieux est donc toujours tardif, et lorsqu'on les isole, ils ont déjà transmis leur affection à quelques-uns des enfants qui se trouvent avec eux dans la même section de l'hospice. Par exemple, les sujets contagionnés pendant la période d'invasion par un premier enfant, arrivé du dehors en incubation de rougeole et admis comme sain dans un service d'enfants valides, contaminent à leur tour, pendant cette période insidieuse, une seconde série d'enfants, et contribuent ainsi à maintenir la rougeole en permanence à l'hospice.

Il importe donc de créer un service d'observation dans lequel les enfants, dès leur admission à l'hospice, seraient soumis à une quarantaine, avant d'être admis dans les autres services de l'établissement, de manière que l'on fut certain qu'ils n'ont pas apporté avec eux d'affections contagieuses.

Le lazaret actuel, ainsi que nous l'avons démontré, est à la fois insuffisant et défectueux. Il est insuffisant, car le petit nombre d'enfants qu'il peut recevoir limite à quelques jours seulement la durée de la quarantaine à laquelle sont soumis les entrants, et nous avons vu qu'il laisse échapper vers les sections d'enfants valides, à Thiais en particulier, des enfants admis à l'hospice avec une rougeole latente. Il est défectueux, d'une part, parce que la réunion des enfants du lazaret en un groupe unique rend plus nombreux les faits de contagion qui résultent du passage dans le service d'un petit morbilleux venu du dehors ; d'autre part, à cause de l'impossibilité absolue où l'on est, après chaque cas d'importation, d'immobiliser au lazaret tous les enfants qui s'y trouvent à ce moment, et de les soumettre à une nouvelle période d'observation qui empêcherait l'admission de nouveaux entrants. Le lazaret actuel, au lieu d'être un organe de protection, n'est en réalité qu'un lieu d'infection où les enfants arrivés bien portants à l'hospice, prennent trop souvent la rougeole pour la transporter ensuite dans les autres sections de l'hospice et y contaminer d'autres enfants qui avaient échappé jusque-là aux atteintes de cette affection.

Au contraire un service d'observation formé de petites salles distinctes, de 6 lits environ, en nombre au moins égal à la durée de la quarantaine et destinées à recevoir à leur tour les entrants de chaque jour, réaliserait les meilleures conditions pour remplir exactement son rôle de filtre parfait, et retenir tous les cas de rougeole qui pénètrent à l'hospice. Il limiterait à un chiffre minime le nombre des cas de contagion à l'intérieur de l'hospice, puisque, d'une part, chaque contagieux ne se trouverait en contact qu'avec les 4 ou 5 autres enfants occupant la même salle que lui, et que, d'autre part, il serait facile, sans entraver le fonctionnement du lazaret, de prolonger la période d'observation que doivent subir ces 4 ou 5 suspects jusqu'à ce qu'on puisse les déclarer non dangereux et les admettre à la libre pratique dans les autres sections de l'établissement.

Ce service devrait recevoir tous les enfants, sans exception, à quelque catégorie qu'ils appartinssent, depuis 1 an jusqu'à 5 ans au moins. Ces enfants seraient ensuite envoyés, soit à Thiais, soit dans une division spéciale de l'hospice consacrée exclusivement aux « sevrés et aux petits. »

Dans les divisions qui ne recevraient plus que des enfants de 5 ans à 15 ans et plus, la rougeole, qui généralement y est importée par des enfants de 3 à 4 ans, deviendrait encore moins fréquente qu'elle n'est aujourd'hui ; de même à la crèche, où les nourrissons seraient seuls admis, les cas de rougeole seraient très rares, en raison de la faible réceptivité des nouveau-nés et aussi de leur court séjour à l'hospice. Si un cas de rougeole venait cependant à se déclarer dans un de ces services, il serait facile, ainsi que nous l'avons dit, de soumettre à une quarantaine de 15 à 18 jours le groupe devenu suspect.

En outre, l'isolement et l'antisepsie médicale appliqués, dès son entrée, soit en médecine, soit en chirurgie, à tout enfant venu soit du lazaret, soit d'un groupe suspect, préviendraient les cas de contagion dans ces services.

La nécessité d'un lazaret bien installé, qui empêcherait l'apport de la rougeole dans les sections de l'hospice de la rue Denfert-Rochereau, et des mesures de quarantaine toutes les fois qu'il s'est déclaré un cas de rougeole dans une de ces sections, résulte de la gravité encore extrême de cette affection, qui chaque année fait périr soit par elle-même, soit par la diphtérie qu'elle entraîne à sa suite, un nombre très élevé (78 sur 250 rougeoles en 1891) d'enfants parfaitement sains, pour la plupart, au moment de leur admission à l'hospice.

Le pronostic de la rougeole s'est sans doute atténué à l'hospice des Enfants-Assistés depuis 5 ans, et au lieu de cette mortalité effrayante de 42 à 50 0/0 on n'observe plus guère qu'une mortalité de 20 à 22 0/0 ; mais il est à remarquer que, malgré l'isolement dans d'excellentes conditions des morbilleux, malgré l'application régulière de l'antisepsie aux malades, et la désinfection de tout ce qui les entoure et des pavillons eux-mêmes, cette mortalité semble devoir rester à peu près stationnaire, parce que les enfants qui succombent actuellement aux complications broncho-pulmonaires, arrivent pour la plupart au pavillon d'isolement avec ces graves complications, qui constituent dès lors avec la rougeole une infection mixte d'emblée. Contre cette principale cause des décès observés actuellement à l'hospice des Enfants-Assistés, nous ne pouvons rien, si ce n'est prévenir l'apparition de la rougeole elle-même, par une prophylaxie rationnelle appliquée avec une égale rigueur aux rougeoles confirmées, aux douteux, et surtout aux suspects de l'extérieur et de l'intérieur.

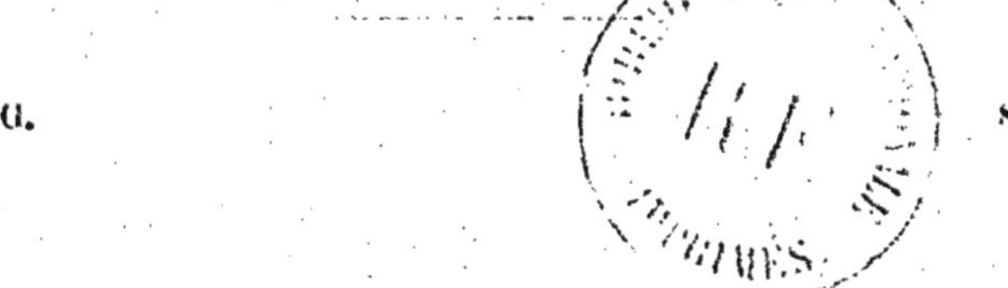

INDEX BIBLIOGRAPHIQUE

Aviragnet. — *De la tuberculose chez les enfants*, Th. Paris, 1892.

Baginski. — *Tr. des mal. des enfants*, éd. allem., 1889, traduct. fr. GUINON, 1892.

Bard. — *Arch. de physiologie*, 1887.

— De la contag. de la br.-pneumonie. *Lyon médical*, 13 janv. 1889.

— Contrib. à l'étude de l'épidémiologie de la Rg. *Revue d'hygiène*, mai 1891.

Béclère. — *De la contag. de la Rg.* Th. Paris, 1882.

Besnier. — Incubation dans les fièvres érupt. *Gaz. des hôpitaux*, 1868.

Besser. — *Beitr. z. path. Anat. von L. Ziegler*, 1889, n° 1.

Cadet de Gassicourt. — *Tr. clin. des mal de l'enfance*, édit. 1882, t. II.

— Mode de transm. des mal. infectieuses dans les hôp. d'enfants et des mesures
à prendre contre la contagion. *Soc. méd. des hôp.* 8 mars 1889.

Canon et **Pielicke**. — Bacille de la Rg. In *Berliner klin. Wochenschr.*,
18 avril 1892.

Charmoy. — *Gangrène disséminée de la peau*. Th. Paris, 1890.

Chédevergne. — Épidémie de Rg. de Poitiers. *Rec. gén. de clin. et de thér.*,
1887, n° 38 et 39.

Conseil d'hyg. de la Seine. Mesures prophylactiques contre la Rg. *Bull. méd.*
29 mars 1891.

Croskery. — Notes on measles. *The Lancet*, 1882.

Darolles (de Provins). — *Rec. gén. de clin. et de thér.*, 1889, p. 251.

Dechaut. — *De la Rg. irrégulière et compliquée.* Th. Paris, 1842.

D'Heilly. — De la contag. dans les exanthèmes fébriles. *Rec. gén. de clin. et
de thér.*, p. 17, 1887.

Dumas (de Cette). — *Montpellier médical*, 1872.

— Mémoire sur quelques exemples de contag. à la pér. d'invasion. *Bull. des
trav. de la Soc. médico-prat. de Paris*, 1876.

Eloy. — Contagion par un appartement. *Rec. gén. de clin. et de thér.*, 1889,
p. 181.

Foerster (de Dresde). — Einige Bemerkungen über die Verbreitungs weise der
Masern und der Scarlachs In *Jahrb. für Kinder heilkunde* (1876), et in *Berlin.
klin. Wochen*, 1876, n° 50, p. 725.

Geschwind. — Rech. sur la transm., l'incub. et la prophylaxie de la Rg.,
Arch. de méd. et pharm. militaires, 1886.

Gillet. — *Ann. de la policlinique*, août 1891.

Girard (de Marseille). — A quel moment dans une fièvre éruptive la maladie
est-elle contagieuse? *Bull. Soc. méd. des hôp.*, 9 août 1865 et 23 juillet 1869;

Girard (de Marseille). — De la contag. dans les exanthèmes fébriles. *Rec. gén. de clin. et de thérap.*, 1887, p. 6.
— Transmiss. de la Rg. *Gaz. hebdom.*, 1869, p. 603.
Giron. — Contag. et transmis. de la Rg. *Rec. gén. de clin. et de thérap.*, 1889.
Gontier. — *Nature et prophylaxie de la br.-pneumonie des rubéoliques.* Th. de Lyon, 1888.
Grancher. — Contag. de la br.-pneumonie. *Journ. méd. et chirur. prat.*, 1885.
— Isolement et antisepsie aux Enfants-Malades. *Bull. Soc. méd. publiq.*, 1889, p. 72, et *Bull. méd.*, 20 février et 13 mars 1889.
Grancher et **Sevestre.** — Discussion sur l'antisepsie médicale et l'isolement. *Bull. Soc. de méd. publiq.*, juillet 1890.
Grancher. — Rapport sur l'isolement des affections contagieuses dans les hôp. d'enfants au *Comité consult. d'hygiène de France*, 10 novembre 1890 et 2 février 1891.
— Essai d'antisepsie médicale. *Bull. méd.*, 1890, nº 45, et *Bull. Soc. méd. pratique*, 1890, p. 180.
— Isolement et antisepsie (Congrès de Berlin). *Bull. méd.*, 1890, nº 67.
— Sur la désinfection des crachats des tuberculeux. *Soc. de méd. publique*, 1888, p. 90.
Guersant et **Blache.** — *Extraits de pathol. infantile*, 1883.
Guinon (**G.**). — *Tr. de méd. de Bouchard et Charcot*, article Fièvres éruptives.
— Contag. et prophyl. des fièvres éruptives. *Rec. mens. des mal. de l'enfance*, février 1892.
Hutinel et **Deschamps.** — Antisepsie médicale et scarlatine. *Soc. de méd. publ. et d'hyg. professionnelle*, 1890, p. 203, et *Bull. médic.*, 29 juin 1890.
Hutinel. — De la broncho-pneumonie tuberculeuse infantile. *Semaine médic.*, 17 sept. 1890.
Joël (de Lausanne). — Quelques cas de contag. par tierce-personne dans la Rg. *Semaine médic.*, 1886, p. 233.
Josias. — Examen bactériologique du sang dans la Rg. *Soc. méd. des hôp.*, 27 mai 1892.
Kaposi. — Tr. des mal. de la peau. Trad. fr., 1891.
Laboulbène. — *Bull. Soc. méd. des hôp.*, 8 mars 1889.
Lancereaux. — *Bull. Soc. méd. des hôp.*, 28 fév. 1873.
Layet. — Principes qui régissent la prophylaxie des mal. infectieuses transmissibles dans les écoles. *Médecine moderne*, 1890, nº 26.
Lejars. — Rapport sur les hôp. d'enfants de Moscou et de St-Pétersbourg, 1888.
Leroux (**H.**). — Note sur l'incub. de la Rg. *France médic.*, 1889, p. 1038.
Louis. — Note sur une épidémie de Rg. *Arch. de méd. et pharm. militaires*, février 1890.
Lunier et **Foville.** — *Rapports au ministre de l'Intérieur sur l'hosp. des Enfants-Assistés de Paris.* Imprimerie nationale, 1882.
Marjolin. — Sur l'isolement des malades atteints d'affection contagieuse dans les hôp. d'enfants et le dépôt d'enfants assistés. *Bull. Acad. de méd.*, 1882, 460.
Martin-Durr. — Histoire du passage d'une Rg. dans un hôp. général. *Médec. moderne*, 1891, nº 51.

Mayr. — *Tr. des mal. de la peau de Hébra*, article Rougeole, par Mayr, 1re éd. allem., 1860, Paris, 1872, trad. Doyon, tome I.

Mercier (de Châteauroux). — Sur la contag. de la Rg. *Gaz. hebd. de méd. et de chir.*, oct. 1891.

Méry et **Boulloche**. — Rech. bactériolog. sur la salive des enfants atteints de Rg. *Rev. mal. de l'enfance*, avril 1891.

Morel. — *Diphtérie.* Th. Paris, 1891.

— Broncho-pneumonie rubéol. *Soc. anatom.*, 27 août 1890.

Mosny. — *Broncho-pneumonie de l'enfance.* Th. Paris, 1891.

Netter. — Otites moyennes aiguës. *Ann. des mal. de l'oreille*, 1888.

— Microbes pathogènes de la bouche des sujets sains. *Bull. Soc. de méd. publiq. et d'hyg. profes.*, 1889, 139.

— Broncho-pneumonie. *Soc. méd. des hôpitaux*, 12 juillet 1889.

Nils Rosen de Rosenstein. — *Tr. des mal. des enfants*, éd. suéd., 1755, trad. fr. par LEFEBVRE DE VILLEBRUNE, Paris, 1778, in-8°.

Ollivier. — Diffusion de la Rg. à Paris. *Études d'hyg. publ.*, 1888.

Oyon. — *Causes de gravité de la Rg. à l'hosp. des Enfants-Assistés.* Th. Paris 1873.

Panum. — Du mode de transm. de la Rg. *Arch. gén. de méd.*, avril 1851, t. I, p. 451.

Parrot. — L'hosp des Enf.-Assistés (Leçon inaugurale). *Progrès méd.*, 10 janv. 1880.

Rauchfuss. — Article : Hôpit. d'enfants, in *Gerhardt's Handbuch der Kinderkrankheit.*, t I, 1882.

Richard (du Val-de-Grâce). — De l'isolement individuel dans la Rg. *Soc. méd. des hôp.*, 22 mars 1889.

Sevestre. — Durée de l'incub. et contagion de la Rg. *Rev. des mal. de l'enfance*, 1886, p. 293.

— L'hospice des Enf.-Assistés en 1888. *Soc. méd. des hôp.*, janv. et fév. 1889.

Sevestre et **Grancher.** — Discussion sur les mes. à prendre pour combattre la transm. des mal. contag. dans les hôp. d'enfants. *Soc. méd. des hôp.*, janv. et fév. 1889.

Sevestre. — *Études de clinique infantile*, 1890.

Sorel. — Relation d'une épidémie de Rg. *Normandie médicale*, juin 1883.

Sudour. — Notes sur la contag. de la Rg. *Arch. de méd. et pharm. milit.*, janv. 1892.

Trekaki. — De l'inoculat. de la Rg. *Paris médical*, fév. 1889.

Variot. — L'hospitalisation des enfants à Londres. *Gaz. méd. de Paris*, 1890.

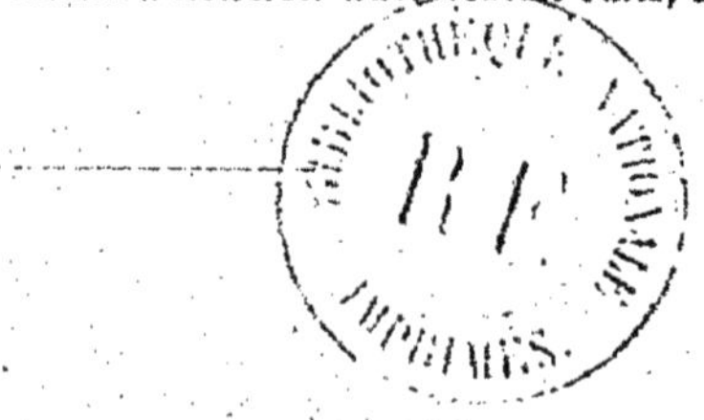

TABLE DES MATIÈRES

IMPRIMERIE LEMALE ET Cⁱᵉ, HAVRE

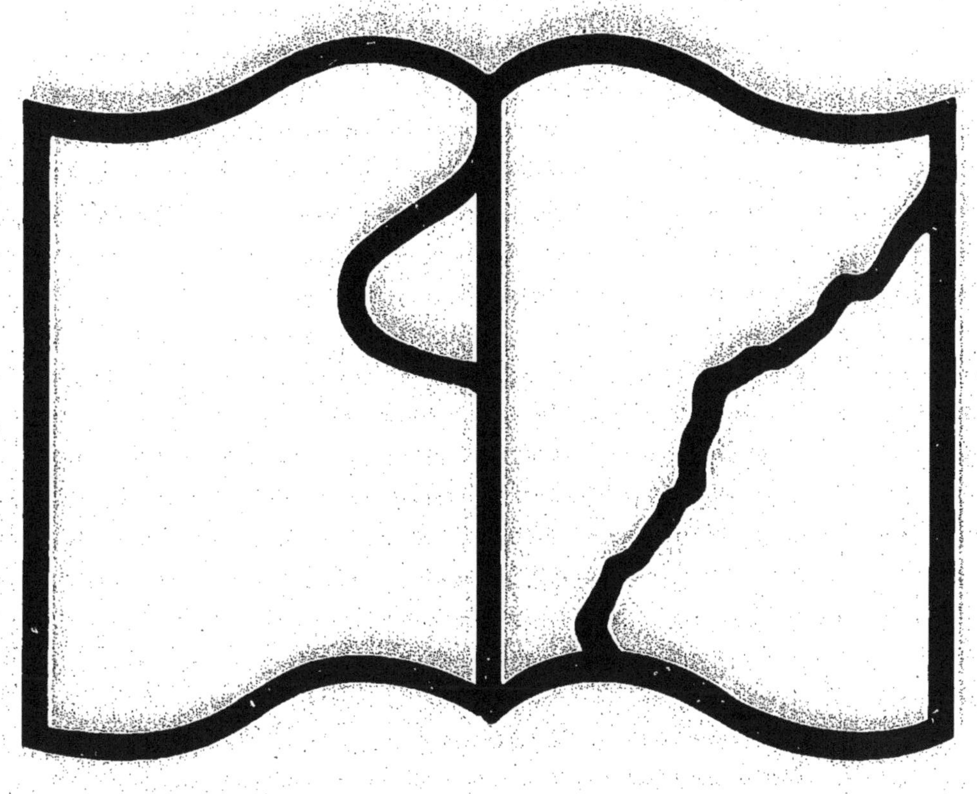

Texte détérioré — reliure défectueuse

NF Z 43-120-11